Al papa por su valentía,
a la tata por tener el corazón más grande del mundo,
a la mama por ser el pilar que sostiene mi vida,
a Anna por creer más en mí de lo que creo yo mismo

Y al Iker de cinco años,
que me mira sentadito en el suelo
y me dice que está orgulloso de la persona que soy hoy

Papel certificado por el Forest Stewardship Council®

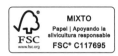

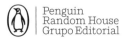
Penguin
Random House
Grupo Editorial

Primera edición: mayo de 2024

© 2024, Iker Montero
© 2024, María Esclapez, por el prólogo
© 2024, Penguin Random House Grupo Editorial, S.A.U.
Travessera de Gràcia, 47-49. 08021 Barcelona

Printed in Spain - Impreso en España

ISBN: 978-84-253-6630-7
Depósito legal: B-4.545-2024

Compuesto en Compaginem Llibres, S. L.
Impreso en Huertas Industrias Gráficas, S. A.
Fuenlabrada (Madrid)

GR 66307

IKER MONTERO

POBRECITO DE MÍ

O CÓMO RECUPERÉ LAS GANAS DE VIVIR

Grijalbo

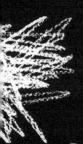
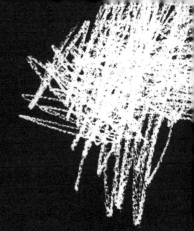

Índice

Hombrecito

Adulto

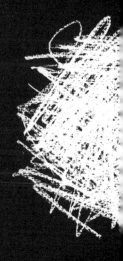

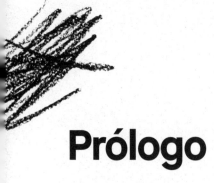

Prólogo

«Fracasar no es otra cosa que perder la esperanza en ti mismo».

Eso dice Iker entre estas páginas. Y creo que tiene razón.

Como él, seguro que tú también has tenido tus momentos y alguna vez has pensado que no eres suficiente, que podrías hacer las cosas mejor o que el mundo se acaba cada vez que cometes un error.

Yo sí. Y ¿sabes qué? Eso me lleva a ser exigente. A castigarme. A machacarme. A maltratarme. A ser mi peor enemiga. Sin darme cuenta, la exigencia se apodera de mí y entro en un bucle infinito de pensamientos y emociones que me atrapan hasta el punto de llegar a verme como la mayor mierda del mundo.

Qué difícil es todo cuando estás dentro de esa vorágine. Qué difícil es levantarte por las mañanas, ir a trabajar, poner buena cara y seguir adelante. Qué difícil es abordar el problema.

A veces ni lo afronto. A veces lo procrastino y me autoengaño. Me hago creer que todo va bien cuando no es así. Qué tontería, ¿no?

En ese momento tengo la sensación de ser la persona más vulnerable del mundo. Todos hacen las cosas mejor que yo. Todos saben más que yo. Todos son mejores que yo. Caigo en un pozo del que es muy difícil salir, porque, cada vez que lo intento, esos malditos pensamientos autodestructivos me atrapan y me hunden más y más. Es como un «vamos a morir todos», si me preguntas.

El cerebro es así, mi *ciela*. Presenta el peor escenario posible con el objetivo de prepararse y disponer de diferentes planes por si, por una casualidad del universo, pasa lo que imaginamos. Esto es un mecanismo de defensa que recibe el nombre de **«catastrofismo»** y, aunque principalmente lo empleamos para hablar de miedos en términos generales, también sirve para dar sentido a esos pensamientos tan negativos que tenemos de nosotros (al fin y al cabo, alimentados, también, por el miedo).

Imaginamos catástrofes sobre nuestra propia valía personal y el amargo futuro que nos espera y, además, esa inercia de negatividad nos lleva a magnificar conclusiones sobre nosotros mismos completamente sesgadas. Con ello, intentamos buscar explicaciones a algo que nos sucede («este error que he cometido en el fondo me ha pasado porque soy malo en mi trabajo y no valgo para esto»); prevenimos situaciones futuras, aunque tremendamente exageradas («voy a buscar soluciones para no terminar viviendo debajo de un puente»), y visualizamos posibles futuros (a veces pienso que este mecanismo de defensa es, en realidad, un álter ego del maestro Joao).

El catastrofismo lo podemos retroalimentar hasta el infinito, o al menos hasta que un día te das cuenta de que siempre hay un rayito de luz al que aferrarse cuando las cosas van mal: personas dispuestas a escucharte, libros en los que refugiarte o acordarte de que eres psicóloga, como es mi caso. No es que yo me ponga a hacerme terapia a mí misma, pero ser psicóloga me recuerda que existe una herramienta llamada «metacognición» que me puede ayudar a entender que todo lo que da vueltas en mi cabeza en ese preciso momento no es más que una película de terror que mi cerebro se ha inventado.

La **metacognición** nos ayuda a reflexionar, entender y controlar nuestros propios procesos de pensamiento. La metacognición le da *pal'* pelo al catastrofismo. Juntas, son algo así como Godzilla versus King Kong. Qué bien suena, ¿verdad? La conciencia y comprensión de nuestros propios procesos mentales nos ayuda a regularlos. Por eso, cuando estoy mal y recuerdo esto, cojo mi ordenador y escribo, escribo mucho. Da igual el orden, da igual la lógica, da igual la coherencia del texto; solo me dejo llevar, y que salga lo que tenga que salir. Luego me leo y releo hasta que me doy cuenta de que aparecen los mismos miedos de siempre, las mismas creencias de siempre y la misma turra de siempre. «Pero ¿otra vez con lo mismo, hija mía?», me digo. Y me hago las siguientes preguntas:

- ¿Esto que pienso lo he pensado otras veces antes?
- En esas otras veces que lo he pensado, ¿ha ocurrido alguna vez aquello que temía?
- ¿Puede que esté imaginando catástrofes en este momento?
- En este momento, ¿esto que pienso es un problema real o es más bien algo que temo que pase en un futuro?
- Si creo que es real, ¿podría decir qué hechos objetivos demuestran que ese pensamiento es real en este momento?
- ¿Qué me aporta creerme esta historia o pensamiento?
- ¿Me resulta útil este pensamiento en algún sentido?
- ¿Para qué me sirve?
- ¿Me ayuda a ser la persona que quiero ser?
- ¿Me ayuda a tener las relaciones que quiero tener?
- ¿Contribuye de alguna manera a conseguir aquello que quiero?

Las respuestas no te sorprenderán: que tengo miedo por algo que ya he pensado otras veces; que nunca jamás ha ocurrido ni tiene por qué ocurrir; que responde a una distorsión cognitiva llamada «catastrofismo»; que es un miedo y no un problema real; que no hay hechos objetivos que demuestren que eso por lo que temo está pasando en este momento; que lo único que me genera es ansiedad y sufrimiento; que no me aporta ninguna utilidad; que no me sirve para nada más que para rayarme; que no me ayuda a ser la persona que quiero ser ni a tener las relaciones que quiero tener, y que ni de coña contribuye a conseguir aquello que quiero.

Nos pasamos la mitad de la vida sufriendo por cosas que nunca van a pasar.

La mitad de la vida.

Se dice pronto, pero se sufre lento.

Objetivamente no sabemos si ese futuro que tememos llegará o no de la manera en la que lo imaginamos. Sin embargo, según mi experiencia profesional y personal, sé que la probabilidad de que pase aquello que tememos es ridícula.

Llevo más de diez años trabajando en consulta y sé que la clave está en no rendirse nunca y ser más valiente que el propio miedo. Quizá por este motivo me sigo dedicando a esto.

Por eso, siempre que alguien viene a verme y me pregunta acerca de su ansiedad, su inseguridad y, en general, sobre las fechorías que urde su cabeza, le explico todo esto para que entienda lo que ella maquina y por qué. Comprender el funcionamiento del cerebro es clave para entenderse, para validar lo que se siente y para ser más amable con uno/a mismo/a.

Así que, si como yo (y como Iker), eres de esas personas que tienen que convivir con la radio escacharrada, que suena sin parar y no puedes apagar, te animo a que hagas lo siguiente:

- Escribe. Maldita sea. Escribe. Es la única manera de poner orden y de dar coherencia a lo que pulula por tu mente. A veces, el agobio solo proviene de dos o tres pensamientos, que resultan muy ruidosos y parecen muchos más (pero hasta que no los plasmas no lo sabes).
- Haz cosas que te hagan sentir bien y te abstraigan. Te parecerá una tontería e incluso te pueda parecer un consejo muy manido, pero déjame decirte que funciona. Cuando abstraes tu mente y haces cosas que segregan en tu cerebro sustancias como la serotonina o la oxitocina, el cerebro se calma y se relaja y, por consiguiente, la ansiedad pasa a un segundo plano.
- Comparte lo que te ocurre con tus seres queridos y familiares. Hablar siempre viene bien, porque nos ayuda a ver las cosas desde otra perspectiva.
- Relaja tu exigencia contigo mismo/a. En serio. ¿Tratarías a tu yo de hace unos años como te tratas a ti en momentos de crisis? Piensa en tu niño/a interior.
- Practica el mindfulness y haz ejercicios de relajación. Entrena tu mente para estar en el presente. Todo eso permitirá que, cuando tu cabeza imagine situaciones futuras y poco probables, puedas encaminarla de nuevo al presente.
- Haz ejercicio.
- Llora y desahógate.

Y lee.

Lee mucho.

Leer es abrir una puerta a otro mundo.

Aquí tienes una.

María Esclapez

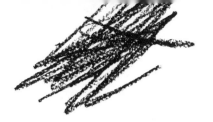

Presentación

Antes de que empieces a leer esta historia, me gustaría decirte un par de cosas.

La primera: No estoy bien. Pero ¿quién lo está?

La segunda: Un día se me pasó por la cabeza quitarme de en medio.

Me siento bastante extraño escribiendo esto por primera vez, no lo he contado nunca y quizá la gente que me quiere estará a punto de coger el teléfono móvil y llamarme para hablar del tema; veré la llamada y no contestaré porque saben el tipo de persona que soy, un desapegado de la vida, un despistado que no escribe a sus amigos en meses ni pide ayuda cuando quizá la necesita. No me escondo.

He pensado muchas veces en hablar del tema y decir cómo me sentí en su día cuando «eso» me vino a la mente. Y ahora que ya ha pasado el tiempo y tengo alguna que otra herramienta, creo que puede ser un buen momento para verlo todo con un poco más de perspectiva y analizar algunas cosas. También quiero que sepas un poco más de mí. Nunca he sido una persona positiva en exceso; siempre he tirado mucho más a pensar que mi vida era un auténtico desastre, a verme a mí mismo como «el incapaz» o aquel a quien le costaba hacer cualquier cosa.

Pobrecito de mí.

Tengo veintiocho años y de pequeño creía que mi vida sería la cosa más maravillosa del mundo, que a estas alturas de la vida ya tendría una casa pagada, una pareja admirable, un jardín enorme y un perro que me saludase cada vez que llegara a casa después de un duro día de trabajo. Yo me había creído esa mierda que nos han vendido en la tele, ese pack de familia perfecta y feliz. Esa mierda de felicidad destilada y ultraprocesada que nos tragamos todos los días a través de una pantalla. Yo me lo creí y sé que hay una parte de mí a la que le encantaría que existiese, para agarrarme a ella y creer que los momentos de sufrimiento tendrán al fin una merecida recompensa. Una visión del mundo demasiado edulcorada y basada en tópicos que solo tiene el fin de justificar que el día de San Valentín se dedique al consumismo exacerbado en el que vivimos; cositas.

En resumen. Tengo un trabajo que me gusta, algunos amigos maravillosos; duermo todos los días en un buen colchón, y si tengo hambre puedo comprar algo de comer sin mirar la cuenta demasiado (solo un poco). No obstante, pensar que hay tantas cosas buenas en mi vida no me hace ser feliz. A fin de cuentas, todo lo que acabo de enumerar ahora mismo (excepto los amigos, que los cuentas con los dedos de una mano y te sobran) no dejan de ser cosas, objetos o bienes materiales que no aportan felicidad; quizá tan solo un poco de satisfacción en el momento en el que los posees, hasta que te cansas y tu vida vuelve a ser la misma mierda de siempre. Porque lo más importante es sentirse bien con uno mismo e irse a dormir con la conciencia tranquila, y no siempre es fácil conseguirlo.

Sé que no estoy bien.

Aunque parezca una afirmación un poco victimista, decir que uno no está bien coloca muchas cosas en su sitio. Aceptar tu vulnerabilidad te libera. Al menos, es el primer paso para que una persona pueda cambiar o encontrar el camino (si es lo que realmente quiere). Así que poder sentirte seguro/a/e y soltar estas tres palabras a los cuatro vientos no es que sea un paso, es una montaña. Una montaña donde empieza un viaje un tanto complicado, donde te harás muchas preguntas que no tienen respuesta, donde te verás a ti mismo autocompadeciéndote, odiándote, menospreciándote y queriéndote. Y dirás: «¡Qué bonito!». Pues no, porque cuando creas entender de qué va el rollo, de repente la vida te pondrá de nuevo en la casilla de salida y volverás otra vez a autocompadecerte, odiarte, etc. ¡Una buena mierda, vamos!

Cuando era pequeño creía que realmente podría hacer lo que yo quisiera con mi vida, que no existían límites, que todo era posible. Cuántas veces no me dijo mi madre: «Cuando seas mayor ya te darás cuenta». Así fue. Siempre he creído que hubo un punto en mi vida en el que las cosas se torcieron, que algo dejó de funcionar como hasta aquel momento. En ese preciso instante los colores de mi vida empezaron a apagarse, dejé de vivir la vida con la misma intensidad de los años anteriores. Nunca me he puesto límites a mí mismo; si algo se me pasaba por la cabeza, aunque costase sangre, sudor y lágrimas, lo podía conseguir; me daba igual el precio que tuviera que pagar. ¿Dónde está el puto problema? Pues, el problema...

El problema era yo. Y es curioso porque ¿cómo puede ser que si uno sabe que puede soñar a lo grande, se ponga tantas piedras en el camino? A veces la cabeza nos juega muy malas pasadas; la mente tiene muchos mecanismos y maneras de engañarnos y hacernos ver la otra cara de la moneda. Es así de jodido.

Pero quiero ser sincero contigo.

He empezado a escribir este libro sin saber exactamente qué es lo que quería contarte. Con mil dudas en la cabeza sobre qué puede ser interesante y que no, qué hay de significativo en mi vida como

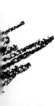

para que a TI, lector/a/e, pueda interesarte esta historia. Y creo que sigo sin tenerlo claro del todo. Iré dando con ello sobre la marcha, supongo.

Hoy en día sigo teniendo mucho miedo de abrirme así, porque sentirse vulnerable no le gusta a nadie (o quizá sí); lo jodido es saltar al vacío sin una red de seguridad, sin esa protección que garantice que el golpe contra el suelo no vaya a ser tan doloroso. Justo en el momento en el que dejas que los demás vean tus heridas, permites que una cantidad de información que te puede jugar a la contra esté al servicio de los demás. Pero en parte me da igual porque vuelvo a sentirme un poco kamikaze y eso me gusta; la vida sin un poco de riesgo sería un tanto aburrida. Por eso creo que el punto de partida de este pequeño y humilde libro debe ser este: ser sincero contigo desde el principio y decirte que todo lo que vas a encontrar en estas páginas está muy poco destilado. Ten en cuenta que han pasado bastantes días antes de que este libro haya llegado a ti: he pensado mucho en la cantidad de posibilidades que tenía delante. Podía escribir una novela, un ensayo sobre cualquier cosa banal y estúpida o hacer el típico libro de *influencers* donde enseño cómo grabo los vídeos que subo a las redes, cómo salir más «monos» en las fotos o lo maravilloso y «feliz» que soy en mi día a día. Obviamente todo mentira. Pero después de darle mil vueltas y sacar de quicio a todos mis amigos, llegué a la conclusión de que si se pretende crear algo que brille y sea sincero, hay que serlo primero con uno mismo y enfrentarse a mil fantasmas que acechan por las noches. Y eso es lo que he intentado.

Si te sirve de consuelo soy un circo de persona: no paro de cagarla; me meto en líos que no sé ni resolver; gestiono el tiempo como el culo; procrastino lo más grande; salgo huyendo de los problemas y estos acaban metiéndome una hostia más fuerte con el tiempo; me despierto tarde y de mala leche; como a deshoras y no tengo unos hábitos saludables; siento envidia de todo el mundo; siento que soy menos que los demás y, cuando me creo más que nadie, viene el karma y me da en los morros; llego tarde; quedo bien con todo el mundo cuando realmente los mandaría a la mierda, y me paso los días en casa pensando en cosas que subir a mis redes sociales, intentando no sentirme un fracaso de persona. Pero ¿qué es el fracaso? Para mí fracasar no es otra cosa que perder la esperanza en ti mismo, en tu día a día, en las pequeñas cosas. Obviamente todos tenemos sueños, ilusiones y frustraciones en relación con lo que nos gustaría que fuese la narrativa de nuestra vida, pero muchas veces no depende de nosotros llegar a cumplir nuestras metas vitales. Los factores externos, como venir de una familia adinerada, la educación que has recibido, el país en el que vives, los recursos de los que dispones, el discurso mental que mantengas contigo mismo, lo que te dices ante un fracaso..., todo eso forma parte de ti, y hay veces en que las pequeñas cosas nos condicionan tanto que llegamos a creer que somos y seremos siempre esa versión de nosotros mismos. En la vida a veces no es tanto lo que te dices a ti mismo como lo que te crees de lo que dicen los demás sobre ti. Es como si desempeñases un papel en la sociedad y no pudieses interpretar otro. Sin embargo, a veces las cosas pueden cambiar.

En mi caso cambiaron de repente.

Recuerdo que, de pequeño, cuando veía en la tele 1 de esas galas dedicadas al cine o una entrega de premios importante, me quedaba embobado mirando a todos aquellos actores y actrices seguros de sí mismos, comiéndose la pantalla, y pensaba: «¡Quiero eso, quiero estar ahí!». Obviamente todo parte de la ilusión, la inocencia y el desconocimiento, de creer que todo lo que veía en la pantalla era real. Y cuando a alguno de los artistas que pululaban por ahí le preguntaban: «¿Qué le dirías a alguien que está empezando y quiere llegar hasta aquí?» (típica pregunta que siempre me ha parecido una mierda), la respuesta era algo como: «Que trabajen muy duro y luchen por sus sueños. Con esfuerzo y sacrificio todo se consigue». ¡TÓCATE LOS HUEVOS! Y tras esa respuesta «bien queda», el Iker de diez años se giraba, veía lo que se cocía a su alrededor y pensaba: «¡Pues estamos apañados, Angelina!». Y lo curioso es que siempre que vemos algo así, a alguien que brilla o tenemos como «referente», creemos que está totalmente exento de problemas, que su vida es una maravilla y que, por muy mal que lo haya pasado tiempo atrás, en ese momento, en la pantalla, nos muestra una versión mejorada y «feliz» de lo que es ahora, dejando atrás todo lo malo. Personalmente (y ya lo leeréis, porque os lo pienso explicar TODO), creo que los problemas no desaparecen así como así. Creo que se aprende a cerrar heridas y a perdonar, pero las heridas jamás desaparecen, simplemente aprendes a vivir con ellas y, si estás suficientemente trabajado, a mostrarlas con orgullo a los demás diciendo: «Sí, me pasó esto y estuve fatal... ¿Y?».

Siempre he sabido qué quería hacer con mi vida: ser actor. Iba todos los viernes a una escuela de Barcelona que mis padres me pagaban a duras penas hasta que encontré mi primer trabajo haciendo algún que otro papelillo sin mucha importancia. Pero quién me iba a decir a mí que, unos años más tarde y tres mil peripecias después, acabaría haciendo lo que estoy haciendo ahora mismo: escribir un *f*ckin* libro, estar en las redes sociales como el quejica por excelencia o hablar de mi ansiedad a millones de personas. Todo esto, por más que no formase parte del camino que yo tenía en la cabeza o, mejor dicho, que imaginaba, jamás lo consideraré un fracaso. Sobrevive quien se adapta al cambio y surfea la ola como puede, aunque acabe del revés y con la tabla en Cancún. Realmente en la vida no fracasa nadie, se aprende a fluir, cada uno con lo suyo. Y a pesar de que critique el SUEÑO AMERICANO, realmente la vida tiene una manera bastante divertida de enseñarte cosas y decirte: «Quién iba a imaginar que estarías donde estás». Los sueños se cumplen; no es todo tan bonito y brillante como a veces nos hacen creer, pero se cumplen. Y sé que hace veinticuatro líneas me quejaba de estos discursitos, pero también cambio más de opinión que de calzoncillos.

Cuando quise quitarme de en medio pensé: «¿Y si me voy y es justo ahora cuando empieza lo realmente interesante?».

Vivimos un momento en el que todo está cada vez más difícil, se nos exige demasiado y a veces no podemos darlo todo, porque estamos mal, demasiado mal, o demasiado bien para cumplir nuestras propias expectativas y las de los demás. Vivimos en una época en la que hablar de salud mental ya empieza a dejar de ser tabú o está demasiado romantizado (aún falta mucho trabajo que hacer), en la que la velocidad de absolutamente todo es apabullante y muchas veces pagamos la consecuencias de ese ritmo frenético o directamente no sabemos frenar, y convertimos nuestra vida en un torbellino de cosas donde, en vez de disfrutar o simplemente «vivir», hacemos demasiado, descubriéndonos muy poco a nosotros mismos. Y aguantamos demasiado, de nosotros, de los demás, de nuestra propia existencia, y nos complicamos la vida constantemente creyendo que algún día lograremos cumplir nuestros sueños y seremos la mejor versión de nosotros mismos. Para ser felices necesitamos muy poco. Soñar es precioso, arraigarse a una esperanza con fuerza y ganas es lo que muchas veces nos permite seguir adelante, levantarnos cada mañana con un propósito. Pero hacemos demasiadas cosas, todo va cada vez más rápido y nos han vendido que la felicidad está al alcance de todo el mundo, que deberíamos estar felices siempre, eternamente contentos en un mundo de paz y amor; es mentira. No es realista. Cuando pierdes la esperanza incluso ante las pequeñas cosas de la vida o directamente no la tienes, ya puede venir a despertarte Walt Disney que no sales de la cama aunque te regale dos entradas para visitar cualquiera de sus parques.

Y realmente es una mierda vivir así, desprovisto de toda esperanza. Cuántas veces habremos visto el típico ejemplo de un hombre rico que ha dicho que lo deja todo y se va al monte a plantar patatas y afirma ser más feliz que nadie, y nos preguntamos: «¿Y si lo dejo todo?», «¿Y si pruebo suerte?». Valientes todas aquellas personas que al menos lo intentan, pero el resto nos quedamos en el asiento del metro esperando llegar a nuestra parada mientras pasamos con el dedo el TikTok donde se explica la historia del empresario-pastor. Seguimos con nuestras miserables vidas de mierda porque lo único que podemos hacer es conformarnos con la situación y entender que es cuestión de tiempo, que saldremos de ahí y que, por más presión que nos pongamos, a veces en la vida no podemos hacer más, porque ya hacemos demasiado.

Y ¿sabes qué? Que por más que haya gente superrica, guapa, maravillosa y estupenda, todos tenemos una vida de mierda, con momentos de mierda. La diferencia es que, a veces, en lugar de centrar la atención en el problema y abrazar nuestra vulnerabilidad, nos matamos a hacer cosas para ocupar el tiempo, para no pensar. Y te levantas y trabajas; si no trabajas no comes, no tienes dinero; sin dinero todo va mal; si estás mal estás triste; si estás triste te regodeas en tu propio dolor, te compadeces de ti mismo, etc. Y probablemente pides ayuda. Pocas personas responden, y te da vergüenza pedirla, pero intentas seguir adelante, te sientes vulnerable y vuelta a empezar. A veces somos capaces de aguantar así mucho tiempo y vamos tirando.

Sin embargo, imagínate que la situación te supera tanto que, de repente, eres incapaz de hacer nada, y hasta salir de la habitación se te hace tan difícil como subir una montaña.

Yo caí en ese pozo.

Los días y las noches se me hacían extremadamente largos, nada tenía sentido y no era feliz. Lloraba sin parar y maldecía mi vida y despertarme todas las mañanas. No creí jamás que podría salir de ahí porque no era capaz de aferrarme a los «pequeños problemas» del día a día como todo el mundo, no conseguía creerme que hubiese algo por lo que salir. Y me apagué. Cuando vives tu vida sin creer que hay algo más allá por lo que despertarse todas las mañanas, caes en un lugar del que es muy difícil levantarse. Entonces, llegan las dudas, los miedos, la ansiedad, los «qué estoy haciendo con mi vida», y tu cama se convierte en el mejor refugio que jamás hayas soñado. Y estás perdido. Estás perdido porque cuando no le encuentras sentido a nada, te haces la peor pregunta que alguien puede hacerse: «¿Qué sentido tiene seguir aquí?».

En esos días grises solo se me pasaba por la cabeza una frase que mi amiga Zaida me había dicho con dieciséis años un día que le expliqué que pensaba demasiado, que no era del todo feliz, que estaba perdido. Y ella, que siempre ha sido una persona de despertarse para ir a currar, de centrarse solo en los pequeños problemas, en su trabajo de ocho a tres, su familia, su casa y sus cosas, me dijo:

—*Iker, todos los tontos tienen suerte.*

Y ahora mismo estoy sentado en silencio en el salón de mi casa, en Madrid. Hace solo dos meses que dejé Barcelona para venir aquí a «probar suerte», igual que muchos otros artistas que salen de sus ciudades para buscarse la vida como buenamente pueden. Ayer me compré el ordenador en el que estoy escribiendo toda esta verborrea existencialista que no va a ninguna parte, intentando buscar maneras de empezar este libro (porque no he escrito una cosa así en mi vida). He buscado la definición de la palabra TONTO en internet, ya que me parecía gracioso saber un poco más sobre este adjetivo calificativo que incluso también catalogaría como «sentimiento» que conozco muy de cerca, porque a veces es como realmente me siento. Y, pensando (ingenuo de mí) que iba a encontrar algo divertido que me alejase de la responsabilidad de hacer algo tan *heavy* como escribir un libro, he encontrado esto:

Definiciones del adjetivo **TONTO**:

[persona] Que tiene poco entendimiento o inteligencia.
[persona] Que es ingenuo y carece de malicia.
[persona] Que es muy sentimental y se conmueve fácilmente.
[persona] Que no saca provecho de una situación favorable.
[persona] Que es excesivamente cariñoso o mimoso.
[persona] Que es absurdo o estúpido.
[persona] Que es inestable.

Y he aprendido dos cosas:

La primera: que hace mucho que no hablo con mi amiga Zaida. Y la segunda: que soy un tonto, y de los profesionales.

Importante

Quiero avisarte de que este libro contiene algunos fragmentos que pueden herir tu sensibilidad. En alguno de los capítulos se abordan temas un poco delicados; no quiero desvelarte mucho todavía. Pero sé que, a veces (cuando uno está frágil o tiene la herida abierta), leer algo así puede acarrear o bien una catarsis emocional (al conectar con lo que se lee) o bien abrir de nuevo aquellas viejas heridas que tanto costó cerrar.

Solo quiero que sepas que he intentado tratar toda la información con el respeto que se merece, que quizá haya algunas cosas que no son exactas o alguna que otra «metedura de pata»; entiende que de lo que se habla es de una experiencia personal en concreto y que la realidad a veces se distorsiona o edulcora con el paso del tiempo. No soy perfecto ni pretendo serlo; cuando te acabes el libro te quedará muy claro. Por eso, antes de empezar, te doy las gracias y también te pido disculpas.

El libro está escrito desde el presente, un presente que a veces es inexacto y con varios saltos temporales centrados en el pasado que pueden ayudarte a TI lector/a/e a entender tanto mi futuro como el de esta historia (no soy lingüista ni un hablante muy experimentado; de hecho, hablo bastante mal a veces). El género en el que te explico esta historia es masculino.

Dicho esto, ¡vamos allá!

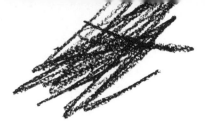

Antes de empezar

Dejando de lado todo lo que podéis conocer de mí por las redes sociales o los vídeos donde salgo chillando y quejándome de cosas que quizá a ti también te dan rabia o te importan bien poco, soy una persona tremendamente miedica, más bien un niño de veintiocho años que le tiene miedo a todo y que confía excesivamente en los demás (incluso sin haberlos conocido del todo); un niño al que le han roto el corazón mil quinientas veces por trescientas partes diferentes y aun así ha seguido como ha podido; un niño al que de pequeño le daba miedo la oscuridad, los niños que jugaban a la pelota (a los que no lograba entender) y decirle a su padre lo que sentía; un niño que necesitaba y sigue necesitando un afecto excesivo; un niño que sigue pidiendo amor como si nunca lo hubiese conocido; un niño que, a pesar de tener amigos maravillosos, siempre se ha sentido solo; un niño que, si no es «de la manita», no consigue sacar fuerzas para hacer las cosas; un niño al que han salvado mil veces porque no lograba ir por su cuenta; un niño al que su familia ha amado como ha podido, con lo que han tenido, ni mejor ni peor, lo que se ha podido; un niño al que nunca le ha faltado un juguete porque se los inventaba cuando no había para comer; un niño de parque, de barrio, de mal barrio, de bar, de querer dormir los lunes antes de ir al cole; un niño de padres trabajadores, de hermana valiente que ayuda a los padres; un niño de lágrima fácil, de hostia en la cara, de aplausos e ingenio, de correr porque llegaba tarde, de hacer lo que se puede con lo que se tiene; un niño lleno de sueños, rodeado de gente que cree para que él los cumpla, que se levanta todos los días para que él los cumpla; un niño que no se da cuenta de la que está cayendo en su casa, pero cae más fuerte que nunca; un niño que corre de casa en casa, que tiene una madre que lo adora y un padre que lo adora también, pero que no se lo dice tanto; un niño que busca explicaciones y al que nadie se las da; un niño que se queja; un niño que sueña, sueña y sueña; un niño que necesita que lo entiendan, que quiere saber si todo lo que le pasa es normal; un niño que no entiende por qué le gustan otros niños; un niño que tiene miedo a lo que siente, que no se siente como otros niños; un niño a quien le hacen sentirse como una niña, a quien le gusta ser una niña, pero es malo serlo; un niño que quiere volar libre, pero aprende a volar solo y en solitario; un niño que se pone faldas cuando nadie lo mira; un niño que le dice a su madre que quiere bailar, cantar, actuar; un niño que mira su cuerpo y no le gusta, que se siente mal con su cuerpo; un niño que no se siente guapo, que se mira en el espejo y lo evita; un niño al que le hacen sentir diferente, que aprende a reírse de lo que le pasa, porque si no lloraría demasiado; un niño que se calla lo triste que está siempre; un niño al que no le gusta llamar la atención; un niño que suspende; un niño que no está atento porque siempre está en las nubes; un niño que está en su mundo, que está demasiado despistado siempre, que no quiere ponerse las pilas; un niño que lo intenta, pero le cuesta; un niño que odia ir al colegio con los otros niños; un niño que está bien solo, cuando nadie mira y así puede ser él mismo; un niño que necesita millones de abrazos, que pide millones de abrazos, que también necesita besos; un niño que aguanta y aguanta y de tanto aguantar el niño se cierra; un niño que se va haciendo un hombrecito y poco a poco se siente mejor; un niño que tiene demasiadas preguntas dentro; un niño que se niega a que le gusten otros niños; un niño que se fuerza a demostrar que no le gustan los niños, él siempre las niñas; un niño que siempre es muy gracioso, todo el mundo lo dice; un niño que se cree gracioso; un niño que se resguarda en la risa para no llorar; un niño que ríe con los demás, pero no sonríe; un niño que crece buscando otro niño como él; un niño que pide ayuda; un niño que ya no es tan niño y da su primer beso; un niño que se esconde para poder dar besos; un niño que llega a casa y se lava las manos como si hubiese cometido un delito; un niño que calla; un niño muy triste; un niño que tiene miedo a decir lo que siente; un niño que finalmente lo dice y la casa se divide; un niño que necesita explicaciones; un niño que decide aceptar que quizá no se entiende a los niños como él; un niño que se rinde; un niño que deja pasar el tiempo; un niño que poco a poco encuentra su sitio y es un poco más feliz; un niño que estudia artes; un niño que quiere hacer teatro; un niño que observa cómo poco a poco todo se coloca en su sitio; un niño que intenta ser actor; un niño que lo consigue todo por sus propios medios; un niño que mira su pasado y flipa; un niño que ya casi es un hombre, pero él no se siente así; un niño que gana su primer sueldo; un niño que ahorra porque sabe que nunca ha tenido dinero; un niño que se siente independiente por primera vez; un niño que sueña a lo grande; un niño que quiere más y más; un niño que conoce a otros niños; un niño que se mira y se empieza a gustar; un niño que intenta dejar atrás el pasado; un niño que solo piensa en el futuro; un niño con la vida por delante; un niño que un día se enamora; un niño al que le rompen el corazón; un niño que está muy triste; un niño que sigue triste; un niño que no puede más; un niño que ya es un hombre, pero sigue siendo un niño; un niño frágil; un niño que vuelve al pasado con más fuerza que nunca; un niño que se aferra a los errores del pasado; un niño que vuelve a decirse cosas feas; un niño que no sonríe; un niño al que le empieza a costar respirar; un niño que paga dos psicólogos; un niño al que le cuesta hasta levantarse de la cama; un niño que lo tiene todo pero no tiene nada; un niño que pide ayuda, pero siente que no hay solución; un niño que vive sin vivir; un niño al que de nada le sirven los consejos; un niño con ataques de ansiedad; un niño que vuelve a tener un ataque; un niño que tiene pánico; un niño que lo explica y nadie le entiende; un niño que no quiere salir de casa por miedo; un niño que pide ayuda; un niño que se siente cada vez más solo; un niño que es gracioso y finge estar bien por internet, pero que no le encuentra el sentido a nada; un niño que está hasta la polla de todo; un niño que odia a todo el mundo y está enfadado con todos; un niño que enviaría a tomar por culo a todo el mundo y que pide todos los días que ojalá haya un botón de *reset* para empezar el juego de nuevo y hacer las cosas un poco mejor; un niño que mira a su alrededor y no se da cuenta de lo mucho que tiene; un niño que se queja, se queja y vive quejándose; un niño que ya está cansado; un niño que rabia todas las noches como si lo estuviesen matando por dentro; un niño que no es feliz donde vive ahora; un niño que necesita irse muy lejos y empezar una nueva vida; un niño que se plantea el sentido de todo; un niño que llora todas las noches; un niño que no tiene hambre; un niño que ya no vive con sus padres; un niño que un día llega a casa por la noche y decide intentar dejar de ser un niño, un hombre, una persona, un ser, un todo. Un niño al que se le pasó por la cabeza hacer una locura.

Un niño que buscó un final y no era más que el principio...

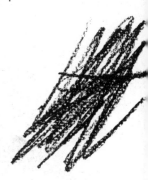

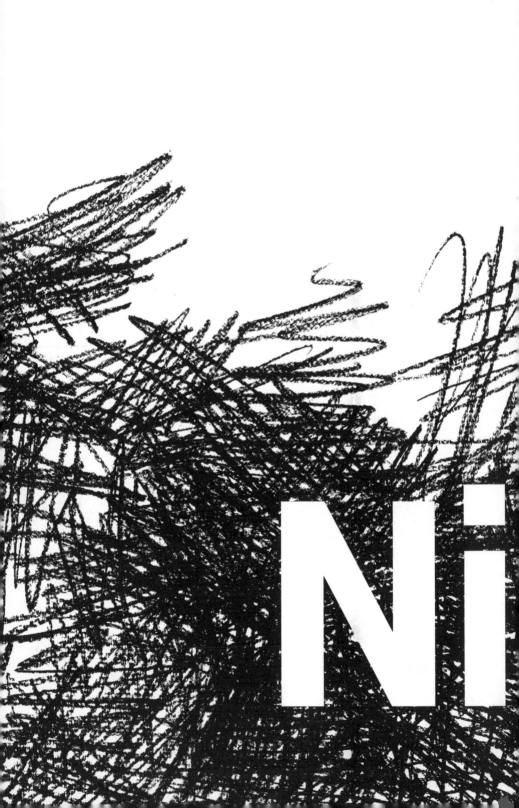

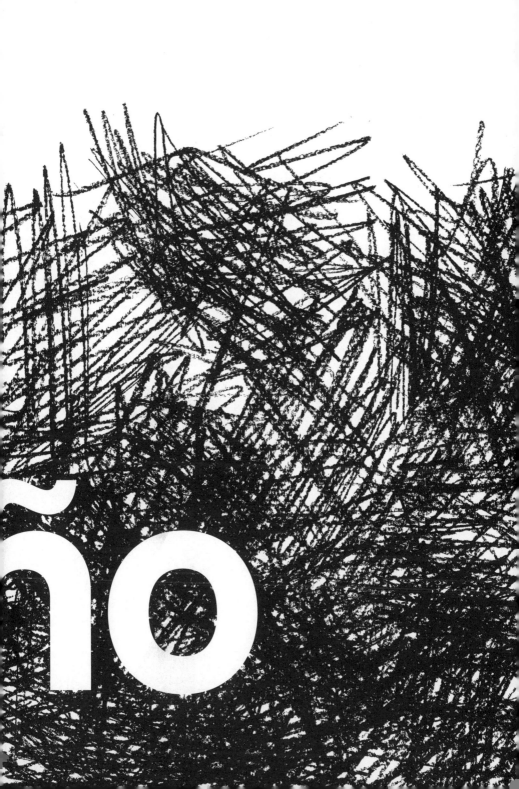

Mi infancia son lagunas. Algunas de agua clara y otras de agua turbia; mi psicóloga quiere que me centre en esas últimas.

Insiste en que intente recordar todo lo que sucedió. Mi historia, desde el principio. Solo así podré entender el punto en el que me encuentro ahora.

Y por qué hice lo que hice ese día de febrero.

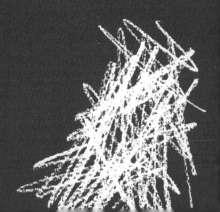

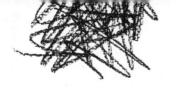

El día que empezó todo

Me ha dicho que lo escriba todo.

Cree que es una forma de poder entender mejor qué es lo que me está pasando, que tener este espacio puede ser beneficioso para descubrir por dónde van los tiros. Lo cierto es que nunca he escrito nada igual.

Llevo una temporada en la que hay algo que no funciona. No sé qué es exactamente, pero sé que no estoy bien. Como si hubiese perdido la ilusión por las cosas que antes me hacían feliz. No sé por dónde empezar. Creo que he vivido una infancia feliz. Una infancia normal, discreta. Pero tengo dudas. Mi terapeuta insiste en que intente recordar pequeñas cosas que crea que son relevantes; solo así cree que podremos ir al fondo del asunto y entender por qué intenté quitarme de en medio.

Un día intenté quitarme de en medio.

Si lo intento recordar es como si no fuese mi vida, como si no me hubiese pasado a mí. De todo eso ahora mismo solo queda el dolor y una pequeña herida que ya está cicatrizando bastante bien. Pero a veces me duele, como si debajo de la piel maltratada se estuviese moviendo algo, un recuerdo que quedó oculto debajo. Y tengo lagunas. De hecho, creo que no recuerdo casi nada de aquella época con la suficiente nitidez. Recuerdo sensaciones, algunos momentos, una sensación extraña en la boca y algunos rostros; también recuerdo los fantasmas de cara blanca y la soledad, la puta soledad...

Quiero explicarlo todo bien y no dejarme nada. Creo que me ayudará. Lo único es que no sé muy bien por dónde empezar.

Me llamo Iker, soy el pequeño de dos hermanos. Soy acuario, Luna en Libra y ascendente en Piscis, por si a alguien le interesan esas mierdas. Por aquel entonces vivía con mis padres y con mi hermana en un piso normal y corriente. Una familia humilde. Una familia demasiado humilde. Mi hermana ayudaba con lo que podía en casa, mi padre estaba de baja y mi madre tenía el cuerpo del revés después de trabajar desde los dieciséis años, siempre lo dice: «Yo empecé cosiendo pantalones en una fábrica y toda mi vida trabajando...». Mis padres siempre lo han hecho lo mejor que han podido. «Iker, nosotros te ayudaremos como podamos». Esa frase la tengo grabada a fuego. Mientras mis padres intentaban salir del paso como podían, mi abuela me pagaba mi primera escuela de teatro, porque el niño quiere ser actor.

Desde bien pequeño tuve claro que nada de lo que hiciese estaría vinculado a unos estudios académicos normativos, nada de universidad y carreras de cinco años sentado en una silla. Digamos que mis aptitudes eran más bien otras. Sentenciado como el gracioso de la clase no hacía otra cosa que sacar de quicio a mis compañeros, contar chistes o ponerme ropa que encontraba por el suelo creando personajes de la nada. Tuve una infancia feliz, una de esas de extrarradio en la que todo el mundo ve tus posibilidades, pero falta una oportunidad, mis padres siempre lo han tenido claro, no podía ir a la universidad ni hacer algo «corriente», según ellos tengo demasiada luz dentro y poca cosa en la cabeza. O como dice mi madre siempre: «Hijo, a ti hacerte el tonto siempre se te ha dado muy bien». Por desgracia el humor siempre se ha visto como una cosa de necios e ignorantes, poco a poco la cosa va cambiando hasta el punto de creer que aquellas personas con un gran sentido del humor son las más inteligentes, hay días en los que no sé qué pensar.

Y para rematar mi infancia solo diré que la pasé entre exámenes suspendidos, profesores que me aprobaron para poder seguir mi propio camino y algún que otro salvador de las causas perdidas. El ser pobre, observador y más ambicioso que Alejandro Magno me ha abierto más puertas de las que jamás hubiese dicho. El hambre agudiza el ingenio.

Me despierto sobre las once de la mañana todos los días. No hablo con nadie porque odio hablar por la mañana, es superior a mí. Me tomo un café y grabo un vídeo, posiblemente el que acabe publicando el mismo día. Siempre a las 12.30 h o a las 21.30 h. Llevo tres años dedicándome a las redes sociales, subo vídeos a internet y me va bien, me gusta. Soy actor. De hecho, nunca he trabajado de nada que no fuese puramente artístico. Empecé en las redes porque un vídeo mío se hizo viral, no recuerdo cuál. Odio el término «viral». La gente dice que soy *influencer*, cuando quien verdaderamente me influye son los demás, yo no influyo a nadie. También odio el término «*influencer*». Lo siento como si fuesen palabras mayores, una posición de poder o algo demasiado prestigioso. Como si realmente fuera imprescindible saber la opinión de un grupo de personas que en algún momento de su vida han conseguido una audiencia desorbitada en alguna red social... Pues a mí no me parece imprescindible. De hecho, me da bastante igual. Yo solo hago vídeos, punto.

Y hablo de cosas que me pasan.

Mis amigos siempre me han dicho que hago exactamente las mismas bromas que cuando era pequeño, que es como si ahora en vez de hacerlas para cinco personas las hiciera para miles. No me va mal, pero llevo demasiado tiempo intentando dar con algo diferente y preguntándome hacia dónde va todo esto. Todo pura casualidad. Llevo dos años estrujándome la cabeza por una casualidad; no esperaba que la cosa fuese tan sonada, una oportunidad para poder hacer lo que he querido toda mi vida. Trabajar de lo mío y poder ganar un poco de dinero, ahorrar e intentar ser un poquito más feliz.

Me despierto e intento vaciar mi cabeza con el primer y único café del día. Empiezo pensando:

¿Cómo estás? ¿Qué te da rabia? Y de repente me sale un borbotón de ideas sobre cosas que odio o que no puedo gestionar. Lo importante de la vida siempre son las pequeñas cosas, las que realmente marcan la diferencia. Se abre el grifo y hablo, lo grabo. Como si fuese mi pequeño teatro particular.

Después me quedo mirando los likes, pensando en si está funcionando lo que hago. Es como si estuviese viendo los resultados de la bolsa de Wall Street y descubriese a qué precio está el pan ese día; los números son importantes. Me lo intento currar lo máximo que puedo porque es como si una parte de mí supiese que, si no va bien un vídeo, quizá se desmonte el chiringuito. Como si cada día tuviese que centrar toda mi atención en la construcción de una pequeña casa que he ido levantando poco a poco y que, a pesar de su apariencia férrea, la estructura siguiese sintiéndose inestable, una especie de castillo de naipes tan frágil que sería capaz de desmontarse con el primer golpe de viento. Sigues esforzándote por dar el máximo y compruebas que cuando la cosa va bien te llaman de más sitios, te ofrecen más, la gente confía más en ti y aparecen más oportunidades. Es mi billete de huida. La puerta de entrada al mundo de las posibilidades infinitas. El ego y la ambición, la llave que puede abrirte paso a lo que siempre has creído que querías para ti. Y algo me dice que no tirar la toalla es el camino correcto para poder tener la vida que siempre he soñado, trabajar de lo mío, que me descubran, la sensación de más, más y más… Y me entra el pánico mientras me siento patético por estar pegado a una pantalla viendo que algo que acabo de grabar no funciona como a mí me gustaría, qué triste; esperando el aplauso de la gente como si ese fuese el sentido que quiero darle a mi vida. Siempre esperando ese afecto del otro para que de alguna manera mi existencia y mi arte cobren sentido. Sin esa aprobación a veces nuestro mundo se desmorona, nuestras acciones parece que si no tienen un efecto o repercusión en el otro carecen de importancia, nos alejamos de nosotros creyendo que lo que más importa es «el otro». Como destinados a producir constantemente para los demás en todas las facetas de nuestra vida. Siempre recuerdo la misma frase: «Es como si abres una zapatería y nadie te compra zapatos». Pensar en el resultado es absurdo, pero lo hacemos demasiado. Lo hago demasiado. Creo que toda mi vida he pensado más en el resultado que en el viaje. A todos nos han dicho eso de que lo importante es el camino, pero seamos prácticos: lo del camino es la frasecita absurda que le vamos a soltar a la persona que tenemos delante cuando hemos conseguido salir airosos de una situación que no nos era muy favorable; a nadie le gusta sentirse como un perdedor y decir: «Lo importante es participar». Cuéntale cuentos a otro, José Luis.

Para mí no solo es subir un vídeo. Para mí es como meter en una mochila las provisiones suficientes para poder tener una vida diferente, una oportunidad. Salir de aquí y tener un billete en la nave espacial que nos va a llevar a todos a otro planeta igual que el nuestro cuando la Tierra se vaya a la mierda. Salvarme. Salvarnos.

Y me agarro a eso como a un clavo ardiendo.

Trabajo en un teatro de Barcelona haciendo un musical. Nos va bien. Viene mucha gente a vernos todos los fines de semana. Me gusta estar ahí. Llevo seis años trabajando en el mismo sitio y me siento como en casa. A veces viene gente que me ha visto en algún vídeo que he subido a Instagram, preguntan si soy el de los vídeos y les digo que sí mientras corro al camerino porque tenemos otra función. Un ritmo un poco frenético que, los fines de semana, no me permite hacer otra cosa que estar ahí, como en casa. Sin embargo, llevo una temporada bastante cansado. Sé que hay algo dentro de mí que no está del todo bien, un cúmulo de cosas que no me deja dormir por las noches. Demasiadas cosas quizá. Pero aguanto bastante bien.

Ahora mismo estoy saliendo del teatro después de una función.

Se me acerca una niña y me regala un punto de libro con un girasol dibujado; dice que lo ha hecho ella. Le doy un abrazo y no sé cómo agradecérselo, creo que no me lo merezco. Siempre creo que no me lo merezco. Entonces empezamos a hablar. Ella me cuenta lo que hace con su vida, yo le cuento algunas cosas de la mía, y después nos sacamos una foto. Y pienso que es muy bonito que la gente te quiera, sentirte así de arropado por alguien que realmente solo te conoce por verte la cara en un teléfono móvil. A veces sigo flipando con eso. Entonces ella, después de hablar un buen rato, empieza a enumerar todas y cada una de las cosas que estoy haciendo con mi vida, como si fuese una lista estudiada que se sabe de cabo a rabo. Yo solo asiento. Acaba y me dice:

—*Yo no sé cómo puedes con todo.*

Me siento en la terraza del bar que hay al lado.

Me pido una cerveza y me quedo mirando a la niña mientras se aleja. Pienso: «No, no puedo con todo».

...

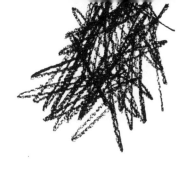

Tengo miedo a casi todo

—*Háblame de tu infancia. Intenta recordar.*

El miedo a veces nos paraliza. Nos frena y nos impide hacer lo que se supone que debemos o queremos. Otras veces, es el motor que nos lleva a actuar; el instinto de supervivencia, supongo, una especie de subidón de adrenalina que nos permite sacar fuerzas hasta de debajo de las piedras para solucionar lo que tenemos entre manos. El miedo es necesario y, por más que intentemos evitarlo o incluso esconderlo, nos empuja a actuar de manera previsora ante muchas situaciones de la vida; también es una consecuencia de algo que quizá no hayamos sabido hacer o solucionar de la mejor manera, o un querer ralentizar el sufrimiento cuando sabemos que el final de algo está próximo y no queremos implicarnos emocionalmente en ello. Tenemos miedo a demasiadas cosas y nos cuesta abrazar nuestro propio miedo, aceptarlo y convivir con él, diseccionarlo y mirarlo de lejos diciéndonos: «Estoy cagado/a/e, y no pasa nada por estar así, por vivir con miedo». Nos callamos. Nos callamos los miedos porque reconocer nuestras flaquezas delante de los demás nos vuelve «in-capaces», «débiles», «frágiles» y poco útiles para desempeñar cualquier cosa que se nos proponga. Nos son buenos tiempos para la sensibilidad; es el momento de la valentía, la capacidad y el resultado, y cuando no llegas o no logras cumplir las expectativas de los demás, inevitablemente te conviertes en un fracasado. Pero aún hay más: cuando te tratas con desdén y poco respeto, cuando te conviertes en tu peor enemigo exigiéndote demasiado, incluso más de lo que sabes que puedes hacer y con un lenguaje que te fustiga constantemente, te acercas un paso más a estar completamente perdido. Porque si tú para ti mismo no eres hogar y refugio, jamás encontrarás ese lugar en el que poder cobijarte cuando estalle la tormenta.

El miedo es maravilloso. Hay que recuperarlo y cuidarlo como algo positivo, como lo que realmente es: una emoción necesaria que nos permite estar alerta, protegernos ante los peligros e intentar solucionar cualquier cosa que se nos ponga patas arriba. Tenemos muy impregnadas las imágenes de aquellos referentes que suponen un ejemplo de «valentía» para nosotros, aquellas personas a las que admiramos o seguimos y que nos parecen auténticos dioses capaces de hacer cualquier cosa de manera ejemplar. Sin embargo, incluso a ellos hay cosas que les dan terror, que les impiden seguir adelante. ¿La diferencia? Quizá a ellos el miedo, en vez de frenarlos, les ha servido como empujón para hacer frente a las adversidades, porque valiente no quiere decir exento de miedo, sino tener la capacidad de hacer algo incluso cuando te tiemblan las piernas y quieres salir corriendo.

Si tienes miedo, hazlo hasta con miedo.

Esa frase la llevo clavada en el pecho desde que tengo uso de razón. Me considero una persona demasiado miedica e incluso incapaz de hacer muchas de las cosas que acometo a diario. Batallar con mis inseguridades a veces se vuelve muy difícil, pero una vez que eres capaz de fluir, aceptar, dejar que se abran paso y finalmente desaparezcan, todo cambia un poco. Se nos ha dicho muchas veces que lo necesario es enfrentarse a la situación, o sea, oponer resistencia y pelear contra todo lo malo que nos sucede. Sin embargo, cuando le damos la vuelta a la tortilla y aceptamos sin oponer resistencia, dejándonos impregnar por la situación y no luchando contra ella, nos descubrimos en un lugar completamente sanador. Lucha quien dice no, quien está en contra y no acepta. Sí, es necesario luchar por muchas de las cosas que nos suceden en la vida; sin embargo, la lucha lleva intrínseco un significado en el que nuestro propio ego y la negación se cobran demasiados intereses. Cuando aceptamos nuestra vulnerabilidad en determinadas situaciones, dejamos el ego a un lado. Aceptando la situación y nuestro miedo nos aceptamos a nosotros mismos, que, sorprendentemente, no somos ni seremos jamás máquinas capaces de hacerlo todo perfecto, y hasta las máquinas llega un día en que acaban fallando.

El miedo es un poco como entrar en el agua en el primer baño del verano. Cuando llevas tanto tiempo sin experimentar esa sensación, crees que serás incapaz de hacerlo sin sufrir, no tienes ningún recuerdo que te permita estar seguro de que lo hayas logrado en el pasado. El miedo tiene memoria; la única manera de superarlo a veces es no solo trabajándote a ti mismo, sino también experimentando esas situaciones poco a poco, hasta que se genere un nuevo recuerdo en el que hayas sido capaz de afrontarlas. De esta manera, la próxima vez que te enfrentes a una situación similar, sabrás que simplemente es tu cuerpo el que intenta protegerte de algo que quizá solo existe en tu cabeza, que el problema no es para tanto ni implica un riesgo tan significativo como el que te está haciendo creer. La memoria es un mecanismo maravilloso que nos permite corroborar nuestros éxitos y nuestros fracasos, calibrar lo que en el pasado estuvo bien y aprender de las experiencias. Si no somos capaces de aceptar nuestro miedo y nos quedamos en casa sin permitirnos salir de la zona de confort, nos perdemos una cantidad de aprendizaje bestial, porque cuando el miedo nos imposibilita hacer cualquier cosa, dejamos de ser nosotros los que tenemos el control de la situación y pasamos a estar a su merced. Y nos hacen falta referentes, debemos tener referentes de lucha y valentía para seguir adelante, para vernos reflejados en ellos, no estar tan solos, sentir que alguien entiende nuestros problemas y compren-

de también la sensación de vacío interior. Esa frase de «mal de muchos, consuelo de tontos» nos proporciona el alivio de saber que nuestro dolor es compartido. Cuando no tienes las herramientas suficientes, verte reflejado en el dolor del otro es un bálsamo que mitiga el desamparo; el dolor compartido no es menos doloroso, sino menos solitario; lo único que realmente le da miedo al ser humano no es enfrentarse a situaciones dolorosas en su vida, experimentar dolor o padecerlo, hay algo más allá, algo que es incluso más terrorífico y ese algo es la soledad.

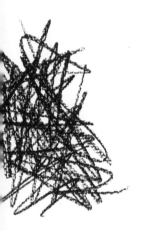

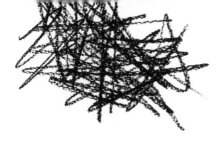

El día que descubrí la oscuridad

Siempre le tuve miedo.

De pequeño le pedía a mi padre que encendiese las luces del baño para poder dormir. Siempre me ha dado miedo. Me lleva a un lugar en el que no me gusta estar, un lugar en el que mi cabeza se convierte en un pozo oscuro, donde anidan fantasmas de cara blanca que me abrazan hasta que me falta el aire, hasta que me duele la nuez de tanto aguantarme las ganas de llorar. Un lugar funesto en el que los peores pensamientos me esperan para quitarme el sueño y convertirme en su presa.

No sé cómo llamarlo, podría ser un principio de ansiedad. Cuando era pequeño los adultos decían: «Un niño demasiado miedica». La sensación siempre era la misma: un desasosiego en el pecho tan grande como si alguien me hubiese arrancado el corazón con la típica cuchara con la que te ponen una bola de helado. Solo, siempre solo. No había nadie. Me sentía en un callejón sin salida. Poco después siempre aparecía alguien que me salvaba. Entonces me elevaba al cielo. Tocaba las nubes con la punta de los dedos.

Siempre hay alguien que te salva, algo que vale la pena. Y sigues.

No te sientes solo. Hay siempre alguien que intercepta el golpe o amortigua la caída, que desgaja el problema como una mandarina. Lo separa en secciones hasta que te das cuenta de que es totalmente insignificante, y ríes, te ríes y coges aire. Estás a salvo.

Cuando vas creciendo, todo se tiñe de un color diferente; la vitalidad y las ganas por las cosas van desapareciendo; las grandes pasiones y sueños que movían tu vida se vuelven más realistas y te centras en las pequeñas cosas; tu cuerpo cambia y poco a poco aprendes que donde antes existía esa lucha incansable por tus ideales, por defender a muerte tu punto de vista, ahora hay un «aprender» a fluir y entender que en la vida no todo el mundo acaba consiguiendo lo que quiere. Y rabias de dolor, se desatan las pasiones, lloras de envidia y maldices.

No sé qué tiene la oscuridad que siempre me ha dado mucho miedo.

La oscuridad me abruma haciendo que me encuentre con todo aquello que siempre «ha estado ahí» y que quizá no he sabido o querido escuchar. Por eso aprendí que la ausencia de luz se combatía encendiendo todas las luces de la casa, la del baño, la del salón, la de la cocina, encendiendo el microondas y todos los electrodomésticos y aparatos que pudiesen emitir algún destello, por pequeño que fuese, y sacarme de ahí. Y también me lo apliqué a mí mismo: encendí todas y cada una de mis alegrías, sonreí cuando no me apetecía sonreír, pasé por el aro e hice cosas que quizá no querría haber hecho, dije que sí cuando en realidad quería decir no. Me convertí en la alegría y vacié de mí toda la pena, empaqueté todos mis problemas y los guardé con la voz que te dice «ambos sabemos que pasa algo»: las libretas de cuentas pendientes, mi opinión y la autoestima intacta que no había ni estrenado; todo ello en un lugar en el que nadie pudiese encontrarlo nunca.

No sé qué tiene la oscuridad que siempre me ha dado mucho miedo.

Y ya no sufrí más. Había encendido todas las luces y tenía puesta una máscara que me permitía ser cualquiera. Me convertí en el gracioso, la ironía, el chascarrillo, la luz...

Pero por más luz que haya, la noche siempre se abre camino. Y a veces, es demasiado tarde...

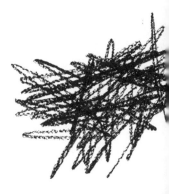

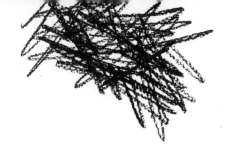

El día que mi abuela me dijo: «No vuelvas a hacerlo»

Estoy delante del bar de mi padre.

Creo recordar que era verano. La calle llena de gente, el olor a pólvora y restos de petardos tirados por el suelo. Detrás, justo detrás de aquella barra de hierro donde habíamos jugado tantas veces a pasarla de pie aguantando el equilibrio.

Un día me di un golpe.

Tuvieron que llamar a mi padre porque me quedé en el suelo sin poder moverme un buen rato. No sé qué tienen los golpes que, siempre que me doy uno, el corazón se me pone a mil y empiezo a respirar fuerte y a ver la vida en alta definición, como si todo lo anterior fuese una mentira, como si despertase. Todos los golpes son así. Me sabe la boca a hierro y se me dilatan las pupilas como si tuviese que correr un maratón; la vida real es la vida real porque te das cuenta del valor de las cosas, te pones en riesgo y te das cuenta de que tu existencia es finita, que se acaba.

No recuerdo nada más. Mi abuela me aprieta el brazo y, con cara conciliadora, intenta hacerme creer que lo que me dice no tiene importancia. Cambia el tono a uno más alegre para que el niño de cinco años entienda que puede seguir viviendo en su mundo, disimulando la fina línea entre lo que forma parte del mundo de los adultos y lo que no. Esgrime esa falsa seguridad autoimpuesta que solo se cree el adulto, intentando hacer entender al niño que la situación es totalmente normal. Como si el niño creyese en un juego donde un trilero le esconde la pelotilla: el niño lo sabe desde el principio, incluso desde antes de que empiece el juego.

Los niños lo huelen todo. Todos hemos sido niños. Hemos vivido la ilusión por descubrir todo lo que sucede a nuestro alrededor, y asumido la pequeña convención por la que aceptas que el mundo que te rodea es un lugar increíble donde todo es posible y no hay espacio para la duda; siempre hay alguien que escoge por ti y que decide cuál es la mejor opción. Te asiste una especie de piloto automático y solo tienes que sentarte y disfrutar del viaje. Sin embargo, a veces, ciertas realidades se escapan de esa convención. Se abre un pequeño poro, un pequeño agujero por el que se cuela la verdad. Y percibes cosas. Estás creciendo y esa fantasía que rige el mundo empieza a desmontarse como una barraca de feria. Todos hemos olido algo que estaba podrido justo cuando no podíamos meter el morro, justo cuando no podíamos enterarnos de lo que estaba sucediendo delante de nosotros. Te enteras y callas. El ratoncito Pérez, Papá Noel, los Reyes Magos. Y el tiempo y la memoria se encargan de ordenar la información y hacer que se te quede para toda la vida un «bonito» recuerdo. No deja de ser un trauma en el que la realidad te mete una hostia que te envía directo a la semana que viene. Sin embargo, te conformas, aceptas y sigues tu camino.

—*¿Te has dado unos besitos con Daniel?*

No oía absolutamente nada. Quizá esbocé un: «¿Qué?», como si no fuese conmigo. «No me acuerdo, fue hace mucho tiempo». El corazón me iba a mil y creo que la mire a los ojos. Ella me agarro y se puso a mi altura como si hubiese algún tipo de problema cognitivo y desde su metro sesenta se perdiese algún tipo de señal que no me hacía captar bien el mensaje.

—*¿Te has dado unos besitos con Daniel?*

Cuando te preguntan algo una vez puedes evitar la pregunta. Cuando te la repiten, estás bien jodido, porque constatas que no hay escapatoria. La persona que pregunta está demasiado interesada en saber la respuesta y tienes dos opciones: ser un actor increíble y desviar la atención por completo, o ser sincero, por más que te cueste responder con la verdad, y cargar con las consecuencias.

—*¿Te has dado unos besitos con Daniel?*

—*No.*

La miré. Me mantuve firme. Ella asintió, creo que dijo algo, no me acuerdo. Me quedé fuera sabiendo de lo que hablaban, sintiéndome un delincuente.

Estaba mal. No me había enseñado nadie que aquello estaba mal, pero todo el mundo lo pensaba. Mi padre, mi madre, mi hermana. Antinatural. Raro. Extraño. Malo. Uuu, muy malo. Los niños con los niños, las niñas con las niñas.

Los ojos de los mayores. Siempre lo estropean todo los ojos de los mayores. A Daniel no le había dado unos besitos, le había dado mi primer beso.

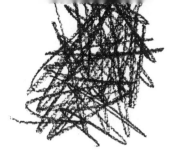

Huir de los problemas no es ser cobarde

Cada decisión es una pequeña huida.

Tenemos demasiado integrado que huir de los problemas es algo completamente negativo, como si lo realmente valioso fuera enfrentarte a ellos, encararlos como las personas valientes y fuertes que todos debemos ser. Cuando crecemos apoyándonos en el enfrentamiento y la competencia, todas aquellas alternativas que implican diálogo dejan de tener sentido, luchamos constantemente contra todo lo que se nos pone por delante, como si el ego y tener la última palabra fuesen lo realmente importante de la vida; irse con la cabeza bien alta, orgullosos, acabar por todo lo alto y dejar que sucumba el ego, en vez de intentar solucionar el problema, dialogar, etc. A veces aprendemos que no dejarnos pisotear por los demás es más importante que tener claro qué es lo «justo» en cada momento. Un ego desproporcionado se puede convertir en la peor de las plagas.

¿Por qué huyo? Huyo para protegerme. En todo mecanismo de huida se sobreentiende un ápice de autocuidado. Huimos porque no nos queda otra, porque la situación nos supera demasiado o intentamos evitar un final que sabemos que es inevitable. Pero lo que no se nos suele explicar es que huir también es una opción igual o más válida que todas aquellas que son aceptadas como «valientes». Huir siempre lleva consigo una connotación negativa o incluso de pena, como si la persona que nos explica que huyó de determinada situación fuese un desgraciado que no tuvo otra alternativa, y es verdad que no siempre la hay. Y, si hablamos de aceptarnos a nosotros mismos con nuestra propia vulnerabilidad, al huir de las cosas, a veces lo único que buscamos es protegernos de algo que sabemos que nos está haciendo mucho daño o nos lo va a hacer, intentar evitar consecuencias peores.

En cada decisión siempre hay una huida. Cuando aceptamos seguir un camino, descartamos otros para poder tirar hacia el que creemos que va a ser la mejor opción. Cada decisión complicada que tomamos a lo largo del día evita otra que quizá nos haría sufrir un poco más, porque lo que solemos buscar en cada huida no es un nuevo comienzo o hacer mejor las cosas, sino evitar a toda costa el dolor y las consecuencias que nuestros actos pueden tener: «ojos que no ven, corazón que no siente». Como si no estar presente o no ser partícipe de lo que sucede a nuestro alrededor cuando tomamos algunas decisiones complicadas fuese la solución a nuestros problemas, cuando lo único que hace es insensibilizar la zona afectada, sedar el dolor que tarde o temprano se acaba abriendo paso.

Huir es siempre una opción cuando uno es consciente de todos los pros y los contras, cuando es consecuencia de una reflexión premeditada que, aun siendo incorrecta de cara a los demás, se elige, aceptando pagar emocionalmente las consecuencias. Porque huir, incluso cuando se vive como opción, es también una condena para quien huye: a la vez que intenta alejarse de los problemas para tomar distancia y empezar de cero, arrastra consigo el remordimiento y la pena de despedirse por completo de una realidad que quizá no puede gestionar.

Todos huimos de algo.

A cada uno de nosotros hay algo que, incluso sin saberlo, nos aterra, quizá porque nos conecta con una faceta de nuestra vida que no nos gusta. No nos sentimos cómodos porque «eso» nos conecta con determinados sentimientos a los que no nos queremos enfrentar o porque nos recuerda a algo traumático que nos sucedió en el pasado. Cuando transitamos por una situación en la que emocionalmente estamos entre la espada y la pared, muy pocas veces salimos de la zona de confort para intentar experimentar el viaje aceptando la situación y viviéndola como aprendizaje, sabiendo que no estamos del todo cómodos, pero es lo que hay. Rápidamente queremos encontrarnos bien en el menor tiempo posible, inventando remedios imaginarios y buscando excusas para no gestionar el problema. Es como cuando el mapa de un videojuego está totalmente bloqueado: caminar en una dirección desconocida nos hace sentir completamente perdidos e incluso desamparados, buscando la aprobación de los demás para darle sentido a nuestros pasos, buscando consejo o quizá aceptación. Cuántas veces no nos pasa cualquier cosa en la que nos sentimos completamente solos y corriendo buscamos que sean las palabras del otro las que nos saquen de ese pozo existencial; incluso nos agarramos literalmente a lo que nos dicen los demás, repitiendo esas mismas palabras en nuestra cabeza como si fuesen una verdad universal. Por eso, cuando huimos de algo, por más que sea una decisión válida y premeditada, quizá nos perdemos un sinfín de posibilidades que nos harían aprender cosas valiosas. Porque es en el terreno pantanoso donde aprendemos lo bien que estábamos cuando estábamos bien y, por más que queramos alejarnos de los problemas, del conflicto, de lidiar con los demás y que nuestra vida sea fácil y sencilla, todas estas cuestiones son tan naturales en nosotros como decidir un buen día mandar a todo el mundo a tomar por el culo y huir de los problemas. Somos contradictorios.

Y por más que se hayan escrito cientos de libros de autoayuda, incluso el escritor que te dice cómo solucionar todos tus problemas, ha tenido un día de mierda.

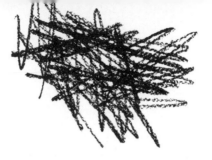

El día que descubrí la paz (parte 1)

Mi madre tiraba de mí mientras yo lloraba desconsoladamente. Se quejaba y maldecía porque mi padre nos había vuelto a llevar a la estación de tren con la hora pegada al culo; casi nos quedamos en tierra.

—Iker, no me toques el coño, ¡tira!

Mi padre intentaba iniciar una maniobra de despedida mientras mi madre lo miraba con cara de «siempre igual».

Se dieron un beso.

En aquella época el afecto en mi familia era un bien muy preciado.

Y yo no quería ir, no quería subir a ese tren. Sabía que me esperaban doce horas de viaje, aguantar a personas desconocidas y a mi madre, mi media mitad, la persona de la que había salido como si fuéramos dos gotas de agua.

Dormir en una litera está sobrevalorado. No habíamos ni entrado en la estación cuando por megafonía avisaron de que el tren estaba a punto de salir.

—Adiós —dijo mi madre.

Subimos al tren cargando las maletas como pudimos. Mi hermana se quedaba en Barcelona. Seríamos mi madre y yo quienes emprendiésemos la aventura.

Próxima parada: Betanzos-Infesta. Íbamos a Galicia a pasar un mes.

No me gustaba aquel lugar. Nos encerrábamos en la casa de mis tíos, en una aldea donde no había más que tres casas y campo, invernaderos, siete perros y un gato, Katy. Mi tía siempre me dijo que era macho, pero, por no verle los testículos a tiempo, se quedó con aquel nombre. Tú le decías Katy y el gato venía; desaprender tu propio nombre puede ser una ardua tarea incluso para un gato.

Recuerdo el olor de esa casa; mi habitación, donde el tío Luís pintaba sus cuadros de lirios que te manchaban la ropa si te acercabas mucho; encender fuego en la biblioteca; escuchar cómo ardía la madera mientras la lluvia y los perros nos hacían compañía. Mi tía Sagrario, mi tío Luís, mi abuela Teresa, mi madre y yo. Coté, así llamaban a mi madre cuando era joven. Mi tío pintó en uno de sus lienzos un barco que también se llamaba así, lo miraba casi todas las noches intentando descubrir el pasado de mi familia, como si lo que conocía de ellos por aquel entonces fuesen los restos de una vida que habían dejado atrás. Pero para mí, ella era mami, mamá, mi madre. La persona con el olor y los besos más dulces del mundo, la que siempre está y siempre me salva de los fantasmas de cara blanca; cuando estoy con ella desaparecen porque saben que les pega con la zapatilla. Ella se quita de todo por mí, se quedaría solita en el mundo con tal de protegerme. Sé que me piensa todos los días, y yo a ella también. Quiero volver siempre con ella, ella es mi hogar.

—¡Me tienes harta! —chillaba.

Niño

La sacaba de quicio cada vez que le decía que no entendía por qué estábamos allí. Me había alejado de mis amigos, condenado a un verano aburrido, despojado de todas las diversiones de un niño de ciudad.

Era una casa preciosa. Para mí lo era. A simple vista parecía una casa totalmente normal, me atrevería a decir que pequeña. Siempre entrábamos por la cocina porque la puerta principal no la usábamos nunca. La cocina era el lugar donde siempre había gente, todo era movimiento. Recuerdo la mesa de color marrón claro, con las patas como columnas barrocas y las sillas a juego. Un pequeño banco, también de madera, que ocupaba toda la esquina de la pared, era siempre el lugar de mi tío. Delante había un televisor gigante y negro que reclamaba atención todas las noches durante la cena. Mi tía me hacía pimientos de padrón porque sabía que eran mis favoritos, si no bajaba a por tomates y lechuga para todos. Todo arrancado de la misma tierra con la que se ganaban el pan.

Mi abuela Teresa siempre me decía que estaba gordo, que dejase de comer. Incluso a modo de broma, me apartaba el plato delante de todos diciéndome que lo mío ya era vicio y no necesidad. Creo que nunca he vuelto a ver a una persona que se comiese las sardinas más rápido que ella. La echo de menos. Ella dormía en la última habitación de la casa, justo la que estaba entre el cuartito de costura y el baño grande de la casa. Por las noches siempre me iba a despedir de ella, que dormía con un camisón de color blanco amarillento de lo que parecía ser seda, con acabados de encaje. Me tiraba con ella en la cama mientras me explicaba cosas de su vida o hablábamos de cualquier tontería con la televisión de fondo.

Un día le regalé un rosario que me había comprado. Fue una época cristiana en la que creí que mi vida estaba guiada por la superstición; buscaba respuestas. Sin ser una familia ni muy creyente ni muy practicante, decidí empezar a rezar todas las noches por mi cuenta, pidiéndole al Altísimo que cuidase de mi familia, que me protegiese, que me concediese cosas a cambio de otras cosas. Lo típico. Una de esas noches decidí darle el rosario a mi abuela para que la protegiese a ella; siempre que veía a alguien que quizá lo estaba pasando mal, aunque este no era el caso, hacía ese tipo de cosas. Una vez, mi padre se puso muy enfermo y, aparte de bendecir la cama con agua del grifo y tres avemarías, le dejé un crucifijo debajo de la cama para que se recuperase pronto.

Le di el rosario a mi abuela Teresa, que lo guardó con cariño.

—Es normal, María, se aburre —decía mi abuela, la de los rizos del color de las perlas.

En esa casa no había nada cerca: coches, movimiento, gente, nada. Solo libros y plantas, y perros que me lamían todas las mañanas.

Me quería alejar completamente de ese lugar. El tiempo se volvía tan lento que daba la sensación de que los años se amasaban como el pan.

Pero también estaba Katy.

Yo lo esperaba todas las noches arropadito en mi cama, en aquella habitación con olor a lirios. Katy sabía cosas. Desaparecía todos los días por la mañana y siempre volvía a la hora de cenar, como un aventurero que descubría el mundo, pero sabía perfectamente dónde estaba su hogar. Como en el periplo del héroe, él era Ulises. Un día decidí seguir sus pasos y descubrir su escondite. Me preguntaba por qué no quería compartir con los demás todos sus secretos, por qué nos privaba de esa información. ¿Qué hacía cuando los demás no mirábamos?

Entre las zarzas.

Lo descubrí tumbado entre las zarzas, como si la vida del resto de los mortales no fuese problema suyo, totalmente despreocupado.

Sonreí.

Me quedé un buen rato mirándolo.

Siempre acababa volviendo por la noche. Entonces intentaba abrir la puerta, como si él pudiese tener secretos para todo el mundo, pero nadie los tuviese para él. Un señor con bigote y pelo gris que quería abrir todas las puertas de la casa. Se me subía encima y ronroneaba, se tumbaba y los dos nos quedábamos dormidos.

Katy y yo teníamos secretos que no podíamos contar a nadie; nos los explicábamos cuando se apagaban todas las luces de la casa y no miraba nadie.

Un gato que no podía reaprender su nombre y un niño que quería entenderlo todo.

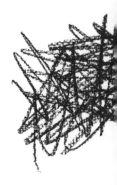

El día que me llamaron maricón

Me ha dicho que intente recordar.

Me desperté en medio de la noche; serían las tres o la cuatro de la mañana.

Los fantasmas de cara blanca me estaban esperando a los pies de la cama. La boca me sabía a hierro, la garganta se había convertido en un agujero negro donde acababan todas las palabras.

Sudores fríos. La luz del lavabo apagada, un silencio de muerte.

Mis ojos intentaban descifrar mi habitación, pero apenas se veía nada. Solo pensaba: «*No soy gay*».

Me lo repetía como un mantra enfermizo, con una voz pequeña para que nadie pudiese oírla desde el pasillo.

Pensaba en Daniel, pensaba en Raúl, en Héctor...

¿Lo había hecho otras veces? No.

¿Por qué nadie me había dicho que estaba mal?

—¿Quieres que nos demos un beso en la boca? No pasa nada.

Esos ojos, esos ojos que tengo clavados como si hubiesen pasado cinco minutos y no veintitrés años. Un salto al vacío, la primera vez. Me gustó, me despertó un amor de esos que se buscan en cada esquina. Lo buscaba, lo buscaba cada día que bajaba a la calle por si me miraba y me decía de ir a jugar juntos.

Éramos dos niños.

Yo no tuve la culpa. Me hicieron sentirme culpable, estaba mal… Eso estaba muy mal.

Los mayores me respondieron con silencio, un silencio que hacía más ruido que la peor de las respuestas.

Se me abrió el grifo en la cabeza y las lágrimas caían a chorros. Solo seis añitos.

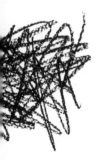

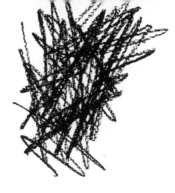

Algún día, no recuerdo cuál. Algún momento de mi preadolescencia

—¡Cállate, maricón!

Cerró la puerta de la cocina de un portazo, acabando la frase a voces. Lo dijo, dijo la peor palabra que alguien me hubiese podido decir en un momento así.

Me la habían llamado muchas veces. En el colegio, en el parque, los adultos con sus miradas. Los padres de otros niños como contándose un secreto: «Mira ese niño, qué gracioso...». Yo siempre hacía como que no escuchaba nada; seguía a lo mío mientras sonreía como después de haber chupado un limón.

Los oídos me zumbaban.

...

En el colegio, una monitora me hizo llamar. Había una compañera suya que se incorporaba al puesto.

—Iker, ¡mira! Ella es Helena.

Me la quedé mirando con cara de: «¿Y a mí qué coño me importa?».

—Cuéntale algo. O cántale una canción, como siempre haces.

No recuerdo qué hice exactamente. Pero debió de ser la hostia. Los niños aplaudían, la gente reía, tenía la atención de todo el mundo. Yo cantaba, contaba chistes, bailaba, no tenía ni vergüenza ni sentido del ridículo. Todo lo que hacía era un juego. Más, más y más...

Pasaron cinco minutos cuando vi que una de ellas le daba codazos a la otra como diciendo: «Mira, ¿ves?». Entendí perfectamente de lo que estaban hablando. Me clavaron un cuchillo en el pecho.

Me senté en el patio y, mientras los niños jugaban al fútbol, pensé en los ojos de Daniel. Los ojos de los mayores. Siempre los putos ojos de los mayores que miraban feo.

Yo no era ningún delincuente, no había hecho nada malo.

...

—Vete a la mierda —dije.

Toda la clase de adolescentes con olor a Axe «chocolate» dejó escapar un fuerte «¡UH!». Traspasó el pasillo. La cara de aquel muchacho se encendió como el carbón de una locomotora de vapor.

Me retó a pegarnos al salir de clase delante de todo el mundo.

Corrí a la biblioteca con una ansiedad de caballo mientras esperaba a que pasase la tormenta. Y al día siguiente me enteré de que el gilipollas ese ni se acordaba de la pelea que había organizado.

Me escondí detrás de un libro de historia. Cosas de críos, supongo.

...

La vara picó tan fuerte contra su gemelo que no tuvo tiempo ni de reaccionar. Cogí un palo del suelo y no me lo pensé dos veces.

Ella se había agachado a beber agua en la fuente después de habernos peleado, no sé por qué.

Rápidamente solté el palo al darme cuenta de que ella corría llorando desconsolada a los brazos de su madre. Con los padres no se juega. Había traspasado esa fina línea en la que las cosas de niños dejan de ser una pelea infantil y se convierten en cosa de los mayores. Me había pasado.

Tuve que dar explicaciones mientras la madre me chillaba. Le dije que ella me había insultado y me puse a llorar pidiendo perdón, que no me gustaba lo que me había dicho y reaccioné mal. Y, finalmente, con su mejor intención, la madre acabó obligándonos a pedirnos perdón y diciendo lo típico de: «Si sois amiguitos, no podéis portaros así».

Ella decidió quedarse con su madre porque, obviamente, yo había jugado con nuestra confianza. Tardaríamos una semana en volver a ser amiguitos.

Secándome las lágrimas que me quedaban en la cara, me fui paseando, siguiendo el camino por donde había venido.

De fondo:

Niño

—*¿Qué ha pasado?* —*preguntó el padre.*

—*Nada, que se han peleado y le ha dado con un palo en la pierna.*

—*¿El maricón ese?*

—*Sí.*

...

Los oídos me zumbaban.

Lloraba de la impotencia mientras mi cabeza corría a la velocidad de la luz. La odiaba con todas mis fuerzas. Las personas que más nos conocen son las que más pueden herirnos, tirar a matar. La confianza es demasiado valiosa y la regalamos como si fuese una moneda devaluada.

Pensé: «Nunca más». Duele demasiado».

Dejé que la ira se apoderara de mí. Rabié como un cerdo en el matadero y solo pensé en la venganza.

Ella no podía haberme insultado de esa manera. Ella no. Mi hermana. Lo sabía, sabía cómo me afectaban esas cosas. Sangre de mi sangre.

Me levanté de la cama. Las tres de la madrugada.

Sigiloso y creyéndome un espía que traspasaba los muros de una casa que no era la suya, abrí la puerta de su habitación y cogí la botella que usaba todos los días, la que se llevaba al colegio. Apreté el bote de jabón viendo cómo caía mezclándose con el agua.

Quise envenenarla como se envenena un enjambre de abejas, como se acaba con una plaga que se come la cosecha; como a un perro rabioso, con mis propias manos. Enfadado, ido; un tiburón que huele sangre y todo desaparece a su alrededor. Lloraba de la rabia, los quería matar a todos. Todos los que me miraban así, todos los que señalaban. Me duele, me duele demasiado. Lloraba y no entendía, y no entender es lo peor que hay. Qué gratuito. Que alguien te ataque y no poder hacer nada por miedo; callarte; quedarte quieto y con las ganas y la palabra dentro, queriendo chillar, correr. Y que nadie te explique que no es nada malo; creer que hay algo malo que está dentro de ti; pensar que tú eres lo malo, lo sobrante, lo podrido, lo corrompido; un lamento de los labios de tu madre «qué hemos hecho mal» y querer llorar porque nadie te salva o te dice lo contrario. Estar solo.

Quería matarlos a todos como se mata una cucaracha. Que sufriesen como había sufrido yo, sin concederles el más mínimo derecho a réplica.

O los mataba o me mataba yo. Demasiado dolor en un cuerpo tan pequeño. Mi hermana salió por la puerta aquella mañana con su botella llena de jabón. A mí me habían ensuciado el alma.

Cargué la herida del cariño desde entonces.

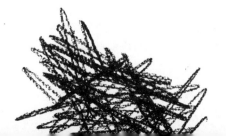

Niño

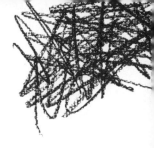

No les hagas a los demás lo que no te gusta que te hagan a ti; pero lo haces

Tratar a los demás de manera injusta dice mucho más de nosotros mismos que del otro. La falta, el insulto, el desprecio son casi siempre el resultado de estar en lucha con nosotros mismos. Cuando sucumbimos a las necesidades de nuestro ego, nuestra mente es capaz de empezar a enumerar una lista gigante de todo aquello que «odiamos». Cuando respondemos de manera insultante al otro o mostramos a veces una actitud fría, es solo que quizá no somos capaces de darnos cuenta del valor real de las cosas, vivimos por encima de nuestras expectativas o soñando con una vida que no nos pertenece, y eso nos ubica en un terreno demasiado fantasioso en el que todo lo que viene del mundo real y nuestro día a día es un auténtico fracaso. Deseo tener la vida que siempre he soñado, pero me tengo que conformar con la que me ha venido dada, incluso sabiendo que tengo las herramientas para cambiarla. El esfuerzo me abruma. Me provoca ansiedad. Somos demasiado inconformistas, incluso sin hacer el esfuerzo de pasar a la acción y cambiar aquello que sabemos que no nos hace bien.

En el esfuerzo está la clave. En esa energía destinada a un fin o meta encontramos siempre la redención de nuestro propio ego, porque esforzándome soy capaz de romper tan fuertemente esa capacidad de observar el mundo desde el narcisismo, de alejarme de esa opinión edulcorada que tengo sobre mí, del yoísmo, del trono que me convierte en el amo y señor de todo lo que me rodea. Las personas egoístas tan solo piensan, no hacen; se observan a sí mismas y a sus actos como lo único válido en el mundo. Una persona que hunde las manos en la tierra, que trabaja y conoce el esfuerzo, muy difícilmente se deja arrastrar por una visión egoísta de sí misma, porque sabe perfectamente cuál es el precio que ha pagado por ello. Conoce el valor de las cosas. Y, si se deja llevar por el ego, sabrá perfectamente cómo encaminar la situación y volver el inicio, quitarse la máscara. Tarde o temprano todo el mundo acaba volviendo a su origen. La dramaturgia de la vida social nos hace creer que podemos ser lo que queramos y nos arrastramos hacia una idea de nosotros mismos que no es sino el resultado de la visión que tienen los demás de nosotros, de su opinión sobre las cosas que hacemos y de lo que nos han permitido hacer para estar donde estamos. Sin embargo, aunque no lo creamos, cada uno lo hace lo mejor que puede y se defiende no con las herramientas que tiene, sino con las que el uso y el tiempo le han ido dejando en las manos a lo largo del camino. La vida es un camino de desgaste, en el que, cuando te quieres dar cuenta, hayas conseguido o no tu propósito, solo quieres una cosa: sentirte en casa, volver a ti mismo.

Los demás nos obligan a ponernos una máscara. La vida nos obliga a establecer unas normas del juego de las que no hemos hablado nunca; simplemente hemos nacido con esa capacidad de adaptación, viendo de qué manera se relacionan las personas desde que nacemos hasta que morimos. Y comprendemos que a la pregunta de «¿Cómo estás?», le sigue un humilde y ligero «Bien» cargado de matices. A veces, lo soltamos como una respuesta rápida, como si antes de entrar en la conversación fuese imprescindible preguntar cómo está la otra persona y que nos suelte ese «bien» antes de meternos en materia, como si el mismo «hola» formase parte de ese conjunto de frases impuestas que no nos llevan hacia ningún lugar.

También es que somos muy contradictorios. La velocidad de las cosas se encarga de no permitir que la paciencia se convierta en un privilegio, un gusto, un disfrute. La paciencia es una artesanía, y la artesanía es paciencia, destinar un tiempo ya no solo a algo en concreto con un fin, sino también a dejarte sorprender a ti mismo respecto del viaje. ¿Cómo voy a descubrir que amo a una persona si no destino un espacio a conocerla realmente? ¿Cómo puede ser que tenga claro que deseo enamorarme del otro, pero sin permitirme que el tiempo haga de las suyas? La rutina, para mí, es cuando descubres el peso que tiene el tiempo, cuando eres capaz de mirar el reloj y desear que las cosas acaben, te das cuenta de la densidad que tiene todo y la cadencia en la que se traducen todas tus acciones. En cambio, cuando no eres consciente del paso del tiempo, dejas que la magia de las cosas te toque, dedicando todo tu ser a algo en concreto y permitiéndote fundirte con ello.

Dejamos que el tiempo se cuele por el fregadero. El tiempo es una oportunidad única y la desperdiciamos muy a menudo, en nosotros mismos y en los demás. Si no nos damos esa oportunidad de conocer a los demás y nos quedamos solo en el juicio y la apariencia, estamos condenados a una vida triste. Quedarnos en nuestro propio ego sin dejar que los demás nos toquen con sus emociones es un acto de clausura hacia nosotros mismos. Un castigo que nos autoinfligimos y que, sin darnos cuenta, nos hace perder demasiado. Y no hablo de aceptar a ciegas todo lo que me venga del otro sin filtro —los límites son necesarios, solo así puedes aprender a calibrar cuáles son tus necesidades—; hablo de no tener miedo de acercarse a los demás y dejar a un lado las convenciones sociales, las jerarquías de poder que a veces se generan en un grupo, el quedar bien por compromiso o el no formar parte del mismo entorno que la persona que tengo delante.

Porque nos ha tocado vivir en un mundo que en muchas ocasiones es demasiado hostil, en el que sentimos que tan solo los fuertes consiguen sobrevivir y adaptarse, en el que nos llegamos a sentir muy solos y quizá no tenemos un lugar al que volver. Por eso el otro es importante. Cuidando a los demás también nos cuidamos a nosotros mismos; dar amor es la única manera de que nos lo den cuando realmente lo necesitamos, y, por más que nos cueste creerlo, cuando la tormenta arrasa con nosotros y las voces nos taladran la cabeza, hay mucha gente que nos quiere. No estamos solos.

Recuerdo la frase «No le hagas a los demás lo que no te gusta que te hagan a ti» porque si a ti mismo te hablas como a la peor de las personas, no quiero imaginarme cómo le hablas a los demás.

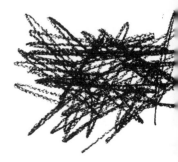

Niño

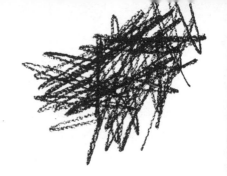

El día que aquel niño me besó

No lo había visto nunca.

De hecho, no lo conocía de nada, pero algo me dijo que era «como yo». Una sensación eléctrica corría por mi cuerpo, como si ambos fuésemos testigos de un secreto que no sabía nadie más. Pero no lo conocía de nada.

Mis amigos, Manolo, Ariadna, Raquel, Aleix, Pol, Zaida, Andrea, Xenia...

Nunca lo había visto por el parque. No había ningún nexo de unión entre él y otra persona que yo conociese y que lo hubiese traído; quizá fue casualidad.

Las casualidades no existen. Y me besó.

Yo tenía diez años.

Recuerdo que los dos paseábamos por la calle como si fuésemos preparando el momento. Hablando de cosas banales que vaticinaban un final inesperado. Lo tengo demasiado borroso, pero es importante que intente recordarlo. Mi psicóloga me ha dicho que quiere que le explique los momentos más significativos de mi infancia, las cosas que recuerdo que creo que son importantes.

—*Intenta recordar —dice.*

Los árboles nos miraban. Yo miraba el suelo lleno de hojas. Él y yo no nos mirábamos. Me daba vergüenza, pero me picaba tanto la curiosidad... Estaba prohibido. Sabía que lo que hacía estaba mal, era peligroso. Me sentía mal, pero era valiente. Me gustaba ese peligro, esa explosión de sensaciones de cuando descubres algo nuevo. Pero nos teníamos que esconder. Me daba la sensación de haber encontrado a una persona que hablaba el mismo idioma que yo. Intenté disimular como pude mientras paseábamos hacia ningún lugar. Los mayores. Estábamos fuera del alcance de sus ojos de avispa. Pero no logro recordar exactamente el lugar donde sucedió, ni la conversación. Es difícil...

Solo recuerdo que nos sentamos mientras acabábamos de hablar de algo. Cosas de niños. Me senté a su lado sin saber qué es lo que pasaría, pero algo me dice que los dos sabíamos que algo iba a suceder. No sé. Mientras yo le contaba algo, me plantó un beso rápido y yo me quedé totalmente paralizado.

Me lo quedé mirando como si me hubiese pegado un puñetazo en el pecho. Yo tenía diez años.

Me levanté y salí corriendo.

—*Me ha...*

—*¿Qué te pasa? ¿Por qué lloras?*

—*El niño ese...*

Acto seguido solo tengo en la memoria mi habitación. Me comían las paredes. La estantería negra llena de juguetes y el televisor también me comían, como si fuesen testigos de un episodio catastrófico, testigos de una realidad que supera cualquier ficción. Mi hermana me miraba, no sé si mi hermana o mi madre. Pero alguien me miraba, me preguntaron algo...

—*Pero, ¿te ha gustado?*

Mientras las lágrimas aún se secaban levanté la cabeza, la miré a los ojos. Le dije que no. Pensaba que sí.

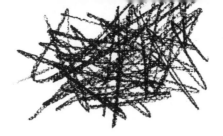

Hay días que no puedo con todo

La ansiedad me come vivo, hay días en los que siento como si una ola me arrastrase a lo más profundo de mi pensamiento, y cada inseguridad volase libre y despreocupada por toda mi cabeza a una velocidad apabullante. Viajo de pensamiento en pensamiento, conexiones neuronales cargadas de problemas que hacen que todo mi cuerpo se tense, se prepare para una guerra ficticia que solo existe en mi cabeza y que, por más que me lo repita a mí mismo, no existe. Es imposible que haya una situación tan horrible como para que mi cuerpo crea que se acaba el mundo. Es mentira, no existe esa situación.

La ansiedad solo nos ofrece dos alternativas: o bien huir, o bien luchar, es decir, hacer frente al problema. Mi parte más racional siempre escoge la misma: la huida por la puerta de atrás dejándome a mí mismo como la última opción, como lo que menos importa, como si lo importante no fuese cómo me siento o lo que necesito, sino salir de esa situación como sea y con las consecuencias que sea. Responsabilizarme nunca es una opción, me cuesta demasiado. Sin embargo, ponerte a ti mismo como prioridad siempre es el primer paso para darte cuenta de que tienes un problema, de que hay algo que no anda bien dentro de ti.

Niño

Llevo bastante tiempo padeciendo ansiedad. Al principio creí que era la consecuencia de tener una vida ocupada en las cosas del día a día, una agenda lo bastante apretada como para dejar a un lado mis necesidades. Creí que yo no era importante y que las cosas se colocaban y se arreglaban solas. Pero un día, de repente, ya no era la misma sensación nerviosa que había tenido hasta entonces. Siempre que me enfrentaba a una situación en la que estaba entre la espada y la pared o me sentía vulnerable, sacaba fuerzas aun estando nervioso o teniendo miedo, pero ahora era diferente. Nunca antes había sentido la imposibilidad de hacer algo ni la situación había logrado arrastrarme. Por primera vez, todo me abrumaba. Y, no contenta con eso, mi mente amplificó el volumen de mis pensamientos, y mi propio juicio se convirtió en la voz dominante. Era como vivirlo todo con una intensidad aplastante, como ver el mundo en alta definición y descubrir que, con la realidad aumentada, dejas de ver bonito el panorama que te rodea. Después llegaron más pensamientos intrusivos que me ponían siempre en la peor de las situaciones. Como bien he dicho antes, la ansiedad te ofrece siempre dos opciones: enfrentarte al problema o huir. Yo siempre escogía la segunda, arriesgándome a que las cosas quizá no fueran como esperaba, pero cuando te ves ante un mundo atroz en el que te sientes hiperpequeño, empiezas a evitar ciertas situaciones para no caer en una espiral de sufrimiento. Decides escapar como medida paliativa. Quizá ello no aporte un gran aprendizaje a tu vida, ya que evitas todo aquello que crees que te puede hacer daño, y optas por una solución rápida y eficaz contra todo aquello a lo que no puedes enfrentarte. Entonces llega el aislamiento, empiezas a eludir un sinfín de situaciones para no volver a pasar por esa sensación de pánico que te hace creer que vas a morir, que se te va a salir el corazón del pecho y que la única opción posible es correr todo lo que puedas sin mirar atrás; que no importa resolver el problema y estar bien contigo mismo, solo huir de todo aquello que te hace estar así. Y poco a poco te vas alejando de todo lo que era tu vida, porque ahora el mundo te da miedo, te aterra pensar que cuando salgas de casa pueda sucederte cualquier cosa que te desestabilice por dentro.

La ansiedad es necesaria, nos ayuda a poder reaccionar ante cualquier peligro, para hacerle frente o huir del problema, si así lo creemos conveniente.

Mi psicóloga me había repetido esta frase cientos de veces. El problema de la ansiedad no es sentirla, ya que es supernecesaria en nuestro día a día. Es una emoción igual de válida que todas las demás, solo que cuando la sientes de manera desproporcionada, en situaciones que se supone que deberían ser normales, el desajuste convierte un simple mensaje de WhatsApp o una llamada de teléfono en la peor de tus pesadillas. Te sientes tan frágil y tan vulnerable ante cualquier cosa que tu voluntad y poder de decisión acaban a merced de otras personas y de otras situaciones o circunstancias que tú no puedes llegar a controlar. Te vuelves loco porque vives una vida que sientes que no te pertenece, una vida que, por el estado ansioso en el que te encuentras, va a toda velocidad y se te escapa entre los dedos sin tú quererlo.

—Mi mente es mi patio particular. No me hace falta nada más —dije en una sesión.

Cuando centramos la atención en nuestra propia cabeza, en nuestra historia particular, dejamos de hacer cosas. Entramos en un estado meditativo en el que la mente se convierte en un lugar increíble en el que perderte. Cuántas veces no nos habremos enamorado o sentido una emoción superfuerte y hemos recreado la situación una y mil veces para volver a sentir aquello que pasó hace unos días. La mente es maravillosa. Mi cabeza es capaz de crear y crear historias para poder agarrarse a la realidad; las creencias y los cuentos nos ayudan en muchos momentos a sobrellevar los problemas del día a día. Pero, como todos los cuentos, hay partes en las que sus protagonistas no lo pasan del todo bien y se quedan estancados viviendo una auténtica pesadilla que no se resuelve hasta el final de la historia, que siempre acaba bien. Pues vivir con ansiedad es un poco quedarte en ese lugar del cuento en el que hay un punto de no retorno. Lo peor es que tu mente te recuerda constantemente todos y cada uno de esos detalles que convierten esa historia en una pesadilla, repasando, rememorando, retrocediendo, analizando, etc. Vives en un lugar mental en el que no hay nada más allá y tu cuerpo paga las consecuencias.

Las noches. Benditas aliadas de la oscuridad.

Tengo algunos recuerdos en los que la noche se ha convertido en el peor de los momentos. Taquicardias y vueltas de torbellino entre las sábanas, mi mente buscando problemas a los que aferrarse como un adicto al sufrimiento, refugiándome en recuerdos que me traían sensaciones desagradables. Intentar dormir y que sea la mente la que decide cuándo es buen momento para descansar, desgastándote hasta que pidas clemencia. Aguantar los días de rutina agotadora sin haber dormido nada, creyendo que esa noche sí vas a dormir porque la anterior no has conseguido pegar ojo, pero el momento de tu ansiado descanso nunca llega porque siempre es tu cabeza la que decide, tic, tac, tic, tac. Tomar pastillas naturales, tomar otras que no lo eran tanto, escuchar música tranquila, dormir en silencio, meditar, hacer deporte, pero siempre acaba volviendo tu mente para pedirte atención. Y te desesperas.

La mente es un paraíso en el que todo es posible, pero depende siempre de la perspectiva desde la que veas las cosas; relativizar es una ciencia poco precisa para una persona ansiosa que necesita agarrarse a algo sólido y estable que le aporte seguridad. Cada maestrillo tiene su librillo, a cada uno esa tranquilidad le viene en función de su experiencia, de sus sensaciones y de los momentos de flaqueza que haya vivido. Pero la mente jamás debe ser tu refugio por mucho tiempo, encerrarse en ella es cometer un error que puedes pagar muy caro. Cuando te aíslas en ella mucho tiempo, es capaz de distorsionar la realidad y seducirte hasta tal punto que acabas creyendo que es el único sitio en el que te vas a sentir bien, encerrado en tu pensamiento sin salir, sin vivir en el mundo real, donde hacer frente a pequeños conflictos podría ayudarte a estar un poco más en «tierra» y dejar a un lado el mundo de las ideas. Cuando nos apartamos de la acción en nuestra vida y nos centramos sin querer en nuestros fantasmas, dejamos que nos atrapen, que tiren de nosotros y nos amordacen con las sábanas, debilitándonos. Dormir pasa a ser la única medicina que calma nuestro dolor, y hasta nuestra propia existencia se adormece.

—No dejes de hacer cosas —pensaba.

En la acción está la solución. Ducharse, ponerse un pantalón, acciones insignificantes que se acaban convirtiéndose en auténticos escalones. Paso a paso, poco a poco, avanzas tres y retrocedes siete, sacando energía hasta de debajo de las piedras. Es importante. Resulta curioso ver que vivimos cargados de ritmo, velocidad y ruido, y cuando el viento nos corre en contra, hasta lavarse la cara por las mañanas es como si una ola nos arrastrase mar adentro. El encanto de la vida está en las pequeñas cosas, en las pequeñas acciones que convierten una rutina triste en un pequeño regalo: bajar a por el pan, ir a una frutería, comprarnos algo que nos haga ilusión, una buena conversación o una llamada. Agarrarse al momento como si no hubiese un mañana; esos instantes nos van a dar toda la fuerza que a veces no encontramos en nosotros mismos. Siempre es un buen momento para empezar de cero y construir.

Y el amor, que es lo más importante de esta vida.

Niño

Quererse a uno mismo es importante; usar el amor como moneda de cambio es algo maravilloso. El amor nos salva. Aceptarse frágil es la mayor muestra de amor que puede regalarse una persona; aceptar el error y la imperfección es un tesoro que quita gran parte del excesivo ruido que generan nuestras mentes. Cuando me acepto vulnerable e imperfecto dejo atrás todas y cada una de las metas, de los objetivos y creencias que mi mente ha generado, todas aquellas cosas que creo importantes en el día a día y que quizá no lo son tanto. ¿Es tan importante eso?

¿Si ahora mismo se parase el mundo, seguiría con aquello? Todo se coloca y todo es completamente prescindible, cíclico. Lo hacemos lo mejor que podemos en todo momento, exigiéndonos demasiado a un precio mal pagado, dejándonos tratar mal y siendo excesivamente exigentes sin ofrecernos a nosotros mismos un cariño a cambio, sin agradecer al cuerpo, a la mente, a los demás lo que nos ayudan. Aguantamos un peso que quizá no nos corresponde, pagando unas consecuencias emocionalmente devastadoras; después nos quejamos de lo triste que es nuestra vida y de lo poco felices que somos. Descuidamos la carcasa que sostiene nuestras cabezas pensantes.

Pero ahí están, las pequeñas cosas. Los grandes tesoros escondidos que todos poseemos.

Quizá hoy es un buen día para preguntarme qué me hace un poco más feliz.

Un libro.

Llamar a mi madre.

Una ducha el sábado por la mañana.

Me dedico una acción pequeña que me aleje de mis fantasmas, per-
mitiéndome una pequeña ilusión. Mi pequeña ilusión que guardo
como oro en paño.

Paseo por la calle y hace frío. Me siento un poco menos solo. Todo
tiene sentido.

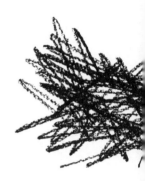

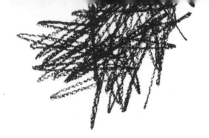

El día que leí la Biblia

Todos los sábados iba a la biblioteca.

El sábado siempre ha sido mi día favorito, no sé por qué. Había algo especial en el ambiente que lo convertía en un día especial. Me daba la sensación de que todo el mundo estaba de fiesta y la calle se llenaba de luz; no había colegio, todas las cosas malas desaparecían para dejar paso a la calma. Me reconfortaba. Todo el día por delante. Millones de posibilidades en mi cabeza para hacer con el tiempo lo que quisiera.

Había insistido mucho en hacerme el carnet de la biblioteca. Me parecía fascinante que hubiese un lugar donde te prestaban libros gratis y confiaban en que fueses a devolverlos. Te ofrecían todo un universo de historias y simplemente confiaban en que fueras una buena persona.

Iba solo.

Esperaba ese momento durante toda la semana.

Paseaba hasta la biblioteca escuchando música en un mp3 que me había comprado mi padre.

No sé de dónde me había venido la costumbre de leer. En mi casa nadie leía por aquel entonces. Mis padres no tenían ni tiempo ni ganas y mi hermana estaba entretenida en otros asuntos. Al verme con un libro entre las manos, recuerdo a mi hermana diciéndome:

—Me gustaría saber qué encuentras ahí dentro.

Sigo sin saberlo, pero es una de las pocas cosas con las que mi cabeza viaja y obliga a la voz horripilante que me dice cosas terribles a intentar comprender lo que se le está explicando. Un lugar donde esas voces toman las palabras de otro y las hacen suyas dejando de atormentarme.

Entro en la biblioteca y voy viendo libros. Nada que me llame la atención. Siempre pienso en la cubierta como un resumen gráfico de lo que me voy a encontrar dentro, pero no me fío, porque los mejores libros suelen ser los que tienen la cubierta más simple del mundo. Lo importante nunca es la apariencia, sino lo que hay dentro. Y el viaje siempre es el viaje. Es como si cada libro que lees, tuviese un cometido; como si el destino te lo hubiera puesto delante por alguna razón, para enseñarte algo que debes saber antes de seguir con tu vida.

No sé cómo lo encontré.

Hojeaba veinte, treinta libros cada sábado antes de escoger uno con el que quedarme. Solía decantarme más por libros de fantasía, alguno de aventuras, misterio, algo sobre historia; necesitaba que mis pensamientos viajasen hacia nuevos destinos, el mundo real me parecía un tanto sobrio, solitario, aburrido, peligroso, cruel. En los libros estaba lo que necesitaba para huir de todo aquello, una forma barata y rápida de viajar sin necesidad de preparar mucho equipaje o comprar un billete.

Y ahí estaba.

Nunca había buscado en esa sección. Era algo así como... *Joventut* o *Per a joves*. Para jóvenes. Siempre acababa mirando los DVD que estaban al lado, alguno de anime (que no es que me encantase, pero alguna película encontraba) o me llevaba alguna comedia para ponerme por la noche en el reproductor que teníamos en casa. Pero, sin darme cuenta, encontré un libro que cambiaría un poco las cosas.

Diario de un adolescente gay, de Íñigo Lamarca.

Encontré el libro de cara. Mejor dicho, el libro me encontró a mí.

Mientras seguía con la película en la mano lo miraba de reojo, como si coger aquel libro fuese un pecado capital, como si estuviera mirando una revista porno en el Congreso. Estaba mal. Recuerdo dejar la película y examinar la cubierta intentando leer algún dato que me aportase un poco más de información. Necesitaba saber si merecía la pena cometer el delito y soportar la vergüenza de llevármelo a casa.

Lo agarré rápido.

En ese momento sentí que había algo dentro de mí que de alguna manera reconocía todo lo que me había sucedido hasta entonces, como si el hecho de tocar ese libro fuese el paso de gigante que no había sabido dar: reconocerme a mí mismo que tenía algo dentro que yo sabía que necesitaba ser escuchado, revisar todos mis momentos del pasado y ver la necesidad de entender el mundo con otros ojos, ya que nadie me había dado la oportunidad de verlo con los míos propios. Ese libro no era un simple libro, ese libro era el padre, la madre, los amigos, la gente que me abrazaba, era una sonrisa cálida a las caras de indiferencia que me había encontrado hasta entonces, una oportunidad para sentirme incluido, una frase conciliadora que me decía: «Es normal todo lo que te está sucediendo», un «A mí también me ha pasado». Y, de repente, con el miedo entre las manos, decidí llevármelo a casa.

Lo oculté entre cinco libros y algún cómic, esperando que el funcionario de la biblioteca no se diera cuenta de lo que me estaba llevando. Tenía la sensación de que en algún momento se levantaría, miraría a la compañera de al lado y le diría algo relacionado con el libro, que me pararía justo antes de salir por la puerta y, al grito de «maricón», me dejaría en evidencia delante de todo el mundo contando a todos lo que ahora era «mi secreto». Me daba miedo. Es curioso ver con la perspectiva del tiempo lo que puede atormentar a un niño de apenas trece años.

Lo guardé en la mochila sin dar importancia a lo que me había llevado, haciendo como si fuese la cosa más normal del mundo, mientras por dentro sentía que había engañado al sistema y era más listo que el hambre.

Salí del edificio.

Me senté en las escaleras de enfrente. Lo saqué de la mochila mirando a mi alrededor por si me observaba alguien; en un barrio tan pequeño todo el mundo se conoce. Lo volví a meter dentro y comencé a leer las primeras páginas tapándolo como si buscase algo dentro.

Era la primera vez que alguien me hablaba de lo que yo mismo estaba sintiendo. La primera vez que alguien me hablaba de su experiencia como si fuese la mía propia.

La primera vez que vi que era normal que a Íñigo le pudiese gustar Aitor. La primera vez que tuve un referente.

Leía todas las noches cuando el resto dormía. Bajo las sábanas y con una linterna me abría paso entre las palabras de ese libro. Lo escondía debajo del colchón como quien oculta un tesoro, algo que no se quiere que los demás encuentren. Salía del colegio y esperaba la noche para seguir leyendo. Por fin estaba entendiendo muchas de las cosas que me habían sucedido, estaba poniendo nombres y etiquetando todo lo que encontraba en mi cabeza, cerrando la puerta de aquel subterráneo emocional en el que me había encerrado muchas veces.

Los fantasmas seguían mirándome por la noche, pero ya no tenía tanto miedo. Había encontrado un libro, mi Biblia.

Me dormía entre palabras.

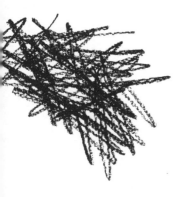

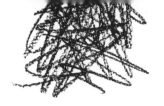

Esa puta voz que no para de decirme «lo vas a hacer mal, no vales lo suficiente»

Como cuando eres pequeño y los mayores te advierten de que no eres lo bastante mayor para poder hacer cualquier cosa, te ves a ti mismo como un ser diminuto que intenta salir airoso de la situación, autojustificándote y convenciéndote de que estás ahí porque lo mereces; te repites mentalmente un mantra que nunca llegas a creerte del todo. como si tu prosperidad y lo que has construido en tu vida fuese fruto del azar, no del trabajo y el esfuerzo. Como cuando te dan una oportunidad y no te crees merecedor de ella, creyendo que ha sido la suerte la que te ha llevado hasta ahí. Pides disculpas por cada error que cometes y sientes que todo lo que hay a tu alrededor no te pertenece, incluso crees que los demás te miran preguntándose como un ser tan débil ha sido capaz de llegar hasta ahí por sus propios méritos.

Puto síndrome del impostor. Otra gran mentira que se gesta en nuestra mente.

Encontrar la seguridad y la valía en uno mismo siempre es lo más difícil. Verse como un ganador, aislando el ruido mental que te provocan tus propios fantasmas es un ejercicio que requiere de mucha práctica y demasiada paciencia. Lo cierto es que cuando inevitablemente nos exponemos y decidimos salir de nuestra zona de confort saltando al vacío y demostrando seguridad, nuestra mente nos dice totalmente lo contrario, que no merecemos lo que tenemos y que debería ser del otro, de ese otro mucho más capacitado a quien miramos con ojos de respeto, una mirada que nos cuesta ofrecernos nosotros mismos.

Siempre que me sucede algo así, inevitablemente vuelvo a casa. Intento regresar a un lugar en el que me recuerdo a mí mismo cuál es el motivo por el que hago tal cosa, cuál es el motor que un día accionó la palanca. A veces, enfrentarnos a nosotros mismos y al error es complejo porque luchamos contra algo que no se ve, que no se puede eliminar así como así, contra la lectura que supuestamente deben de estar haciendo de nosotros las personas que tenemos delante, quitándonos el privilegio e incluso el derecho de sentir que merecemos estar donde estamos ahora mismo.

En el trabajo la cabeza me ha jugado mil malas pasadas, en los estudios también, incluso cuando estaba viviendo un bonito momento con alguien a quien quería. Es curioso que no logremos sentirnos merecedores de las cosas buenas que nos trae la vida o que nos hemos trabajado, como si no importase cada paso que hemos dado y cada cambio que hemos hecho para poder seguir adelante y estar un poco mejor. Como si incluso el esfuerzo nunca hubiese sido suficiente. A veces, hemos trabajado tanto en algo y ocupado tanto tiempo pensando en ello que, cuando logramos materializarlo y hacerlo realidad, ya es demasiado tarde y acaba desapareciendo como si nada, como si nunca hubiese existido. Nos damos cuenta de que el tiempo pasa lento cuando pensamos, pero rápido cuando vivimos, una metáfora que experimentamos cuando nos permitimos disfrutar y fundirnos con lo que estamos haciendo, gozando del viaje, aceptando el camino, nuestro perfecto camino imperfecto.

Volver a casa, eso es lo único que importa. Porque volviendo al origen uno encuentra las palabras adecuadas; el hogar y el inicio siempre son el claro ejemplo que nos hace entender por qué estamos aquí ahora, por qué tomamos aquellas decisiones y quisimos cambiarlo todo, el motivo principal por el que somos lo que somos y hemos tomado el rumbo hacia el que nos dirigimos. Ese síndrome del impostor, ese silencio en la boca que surge cuando dudas de ti mismo, siempre se cura abrazando los pasos que has recorrido, tus errores y tus victorias, tu pasado y tus luchas, algunas alegres y otras tristes. Cuando dudes de ti mismo, recorre tu pasado y observa todos los rincones de tu historia para entender que eres merecedor de todo lo que tienes.

Eres la ruta imperfecta de todos los pasos que has dado.

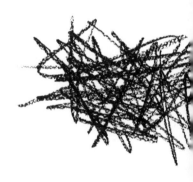

Niño

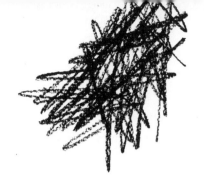

Teresa

En aquella época las cosas no iban del todo bien.

Recuerdo algunas discusiones, recuerdo aquella casa en la que habíamos entrado tan precipitadamente. Como irrumpiendo en un espacio que ni siquiera nos había dado permiso para estar ahí.

Nómadas, éramos nómadas abriéndonos camino en un espacio que no nos quería ahí.

Las cosas no iban del todo bien. Se respiraba un aura de llanto, de tristeza. Las caras se ponían pálidas con cada nueva noticia; cada novedad se recibía con miedo, como si esperásemos un final triste y desolador.

No había dinero, pero estábamos nosotros cuatro. Los cuatro de siempre. Trampeando como podíamos, sin llamar mucho la atención, entrando y saliendo con la boca pequeña, agradeciendo cada día que pasaba.

—*El dinero, siempre el puto dinero.*

La televisión se encendía a la hora de comer. Los cuatro a la mesa, mirando una pantalla que sustituía el silencio de una conversación destinada al fracaso.

Alguna que otra discusión.

Mi boca hablando de más, ese grifo que a veces es difícil cerrar. Si hubiese sabido todo lo que callaban esas paredes habría cogido una caja de costura y me habría cosido la boca antes de volver a abrirla.

Yo estudiaba teatro en una escuelita. 3.500 euros. Mi abuela me ayudó. Cuánto callaban esas paredes.

¿Por qué la gente no habla de dinero? Como si fuese un tema tabú, un secreto que se intuye según el modo de vida que tengas; como enseñar tus vergüenzas y reconocer tu propio cuerpo en una playa nudista. La gente calla, calla por no tenerlo y calla cuando lo tiene. El dinero calla y se consume, te consume y te corrompe como la peor de las drogas.

Odio el dinero.

Por aquel entonces los cuatro lo odiábamos. Mientras, las puertas de mi casa se cerraban como intentando callar un secreto a voces. Una vida discreta, una vida tímida.

Yo me encerraba en la habitación, también en mis propios pensamientos. Los usaba como cuando pones el televisor de fondo para que te dé compañía cuando no hay nadie, sin prestar demasiada atención a lo que te están explicando.

Mi madre se despertaba todas las mañanas para ir a trabajar. Siempre trampeando, de un lugar a otro, cansadita y con las manos cansadas. Y el azúcar, siempre el puñetero azúcar. Dejando la bolsa del trabajo junto al bolso, encima de aquella mesa de madera que no era como la que había en Ferrol.

—¿Qué te hago de comer?

Mientras me metía las patatas en la boca, la televisión sonaba de fondo. Una escena costumbrista dentro de una casa desacostumbrada a las costumbres. Me tragaba el flan de queso que siempre traía en la bolsa del trabajo; me lo ofrecía con una sonrisa de oreja a oreja porque sabía que me gustaba. Ella siempre se acuerda de los pequeños detalles, de los que marcan la diferencia.

Y, a veces, me los quedaba mirando a todos. Nos miraba a los cuatro sentados en el sofá, cuatro planetas diferentes dando vueltas por un universo que se nos hacía demasiado grande, intentando acordarnos de que lo más importante era que nos teníamos, sin decirlo muy alto, con la boca pequeña o simplemente estando ahí, ocupando un espacio que nos miraba desafiante y que no nos había dado casi permiso para habitarlo.

—*Mi madre vendrá mañana* —dijo mi madre.

Hacía tiempo que no nos veíamos. Un año o así. Había venido a Barcelona para quedarse un tiempo, ya que nosotros no podíamos ir al pueblo constantemente.

La de los rizos del color de las perlas. Mi abuela.

Salíamos a pasear, siempre me decía que no tirase tanto de ella, que le costaba seguirme el ritmo. Ella paseaba hasta que se encontraba con alguien y se le llenaba la cara de sonrisa.

—*¡Buenas tardes!*

Sin conocer a nadie, entraba en los sitios con la educación y el respeto de una auténtica señora. Y siempre con su bastón, de la colección de bastones que guardaba en un paragüero en la entrada de su casa de Galicia. Y sus manos, sus manos blancas con manchas del paso del tiempo, algún que otro anillo discreto y los ojitos pintados con sombra de color azul; maquillada pero discreta, una auténtica señora. A veces observo a mi madre y la veo a ella, dos gotitas de agua. Me lanzaba miradas disimuladas pero punzantes mientras comía, quitándome el plato como cuando jugaba conmigo de pequeño. Y sin sentido del ridículo. Interpretaba siempre el papel de pobrecita o víctima de las calamidades que le sucedían, riéndose de las desgracias como si fuesen las de otra. A veces decía: «boh» y otras «bah», girando la cara como con desprecio, mirándote con esos ojillos que no se creían lo que le estabas explicando. Y cantaba, se ponía a cantar canciones con esa vocecita tan suya mientras seguía el ritmo picando encima de la mesa, te miraba y se reía.

A veces, miro a mi madre y la veo a ella. Y la llamo Teresiña.

—*Bueno filliña, ya verás que todo se arregla.*

Estamos sentados a la mesa, acabando de arrastrar el pan contra el plato, de masticar los últimos restos de comida en la boca. Me levanto. Entro en la cocina y me pongo a fregar los platos; escucho una conversación de sobremesa desde dentro que, poco a poco, avanza hacia mí; yo sigo fregando: le doy vueltas al estropajo, que no deja de expulsar espuma blanca con olor a limpio.

—*María, ¿dónde te dejo los platos?* —*dice mi abuela.*

—*Ahí encima, mamá. No te preocupes* —*añade mi madre.*

Yo sigo fregando, concentrado en el plato que tengo entre las manos. Mi madre vuelve al salón, todavía hay restos en la mesa.

—*Así me gusta Iker, que ayudes en casa. Porque el día que te cases con una mujer... o con un hombre...*

El plato resbaló. Intercepté la caída evitando que cayese contra el mármol del fregadero.

Sonreí intentando mantener las formas. El corazón a mil por hora, como el motor de un avión en marcha.

Ella me miraba como si no hubiese dicho nada extraño. Corrí excusándome hacia la habitación.

Cerré la puerta y lloré.

La de los rizos del color de las perlas se había pasado el juego.

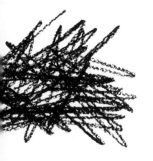

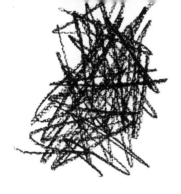

El día que encontré un mapa

En la consulta.

Estoy sentado frente a ella.

Se me cae alguna que otra lágrima, me ofrece pañuelos y tras un silencio de dos minutos me dice:

—*¿Cómo estás?*

Le explico que volver a esos lugares ha sido algo inesperado. Que no recordaba tanta soledad, que siempre que pensaba en el pasado lo hacía con dulzura, creyendo que habían sucedido algunas cosas importantes que obviamente determinaban la persona que soy hoy, pero que había muchas otras que no recordaba; mi mente las había borrado por completo.

Tengo algunas dudas. Tengo dudas y mucha rabia. Como si viese a ese niño pequeño, como si mi propia vida no hubiese sido mía desde el principio.

—*Siempre he estado solo. Tengo la sensación de que todo lo que he aprendido ha sido por mis propios medios, que mi mayor amigo he sido yo mismo porque los demás no han estado ahí cuando me han hecho falta...* —digo.

Niño

—Cuando sucedió ese episodio, ¿hubo alguien a tu lado?

No pude contestar.

...

A veces nos explican un cuento para convertir la realidad en algo completamente diferente. Como una pastilla que mezclamos con azúcar para poder tragárnosla.

Un amigo te pregunta:

—¿Cómo estás?

—Bien, todo bien.

Activamos el pistón del piloto automático, una respuesta que nos exime de la responsabilidad de comprometernos realmente con la pregunta que tenemos delante.

Una mentira. Una convención. Una fantasía.

¿Qué sería de nuestra vida sin la fantasía? ¿Sin la ilusión?

En muchas ocasiones hacemos demasiado para frenar el ritmo apabullante al que va nuestra cabeza, como temiendo encontrarnos con nosotros mismos porque sabemos perfectamente que esos pensamientos se cobran demasiados intereses. Tarde o temprano nos acaban encontrando y, cuando queremos darnos cuenta, ya están ahí los fantasmas de cara blanca. Acechando, esperando el momento perfecto para arrastrarte a las profundidades de tu propio pensamiento.

Por eso la fantasía es tan importante. Autoengañarnos, mentir a la mente y a sus mecanismos para conseguir sacar provecho de la situación. Ir a trabajar y repetirnos constantemente por qué hemos escogido ese trabajo, por qué hemos decidido quedarnos en ese lugar, etc. Huir de los problemas por la puerta de atrás buscando una excusa o dando prioridad a algo que quizá no la tiene. En eso consiste la vida a veces, en hacerse el ciego e inventar excusas para esquivar el problema, excusas que simplemente dilatan el tiempo de sufrimiento, intentando creer que somos lo bastante necios como para cambiar el rumbo de aquello que no queremos solucionar en ese momento. Actuar así solo complica más las cosas, posponer algo que sabemos que volverá con más fuerza es el peor de los castigos que podemos infligirnos a nosotros mismos. Seguir adelante cargando con todo eso, sin pararte a pensar un segundo, tiene demasiadas consecuencias.

No sé qué tiene la oscuridad que siempre me ha dado mucho miedo. Salgo frágil de ese encuentro conmigo mismo.

Quiero entender por qué hice lo que hice.

Llego a casa. Cierro la puerta y, sin dar explicaciones, me encierro en mi habitación. No tengo hambre. Llevo casi un día sin comer. El estómago como una uva pasa. Me tiro en la cama.

El Iker de cinco años me mira diciendo que tiene miedo, que no le gusta viajar al pasado.

—Duele, pero hay que hacerlo —digo.

Me dice que no.

Me tumbo boca abajo y me quedo dormido. Escucho cómo llora detrás de mí.

Niño

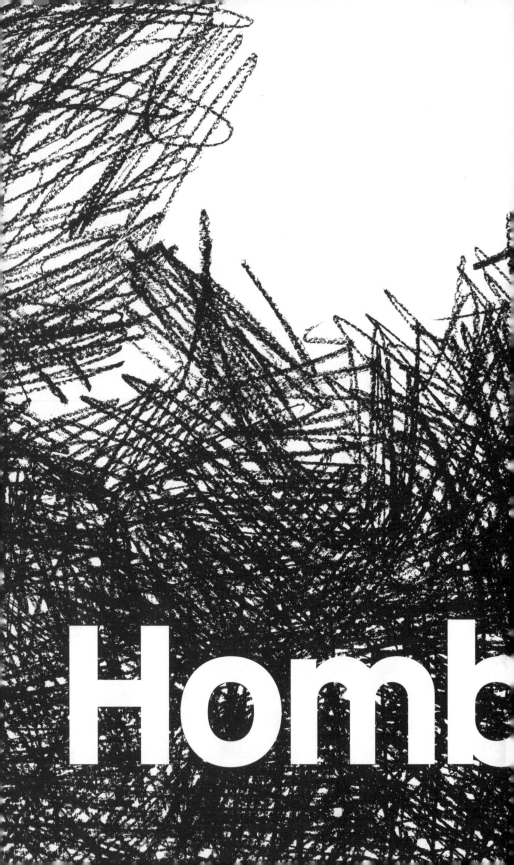

Homb

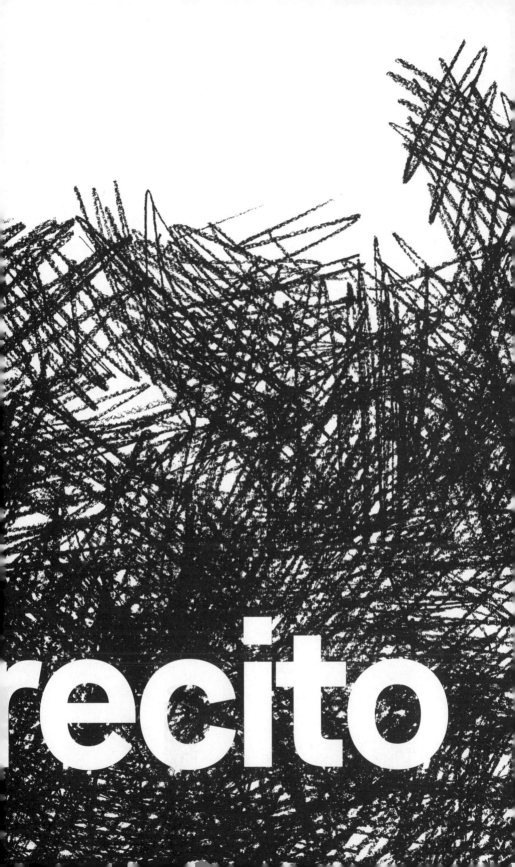

recito

Mi psicóloga me explica que cuando alguien tapa sus problemas, acaban saliendo por otra parte. Que tarde o temprano encuentran el camino y que, como el agua en un pantano, se acaban acumulando y estancando y flotan.

Hasta que nadas en tu propio pensamiento. Y si no sabes nadar, te cansas rápido.

Y si te cansas de nadar, estás perdido.

...

Sigo recordando.

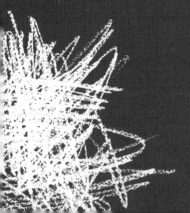

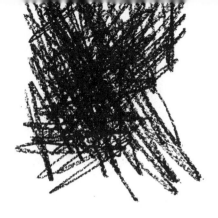

Los amigos de verdad se cuentan con los dedos de una mano, y te sobran

¿Quién está ahí cuando tienes un mal día? ¿Quién te aguanta la cabeza sobre sus hombros cuando necesitas sentir que tienes a alguien cerca? ¿Quién te escucha? ¿Quién es capaz de sacar tiempo de donde sea para verte un rato y aguantar un discurso para que te sientas comprendido?

Si a alguna de las preguntas anteriores le puedes dar una respuesta clara, tienes mucho más de lo que desearían muchas personas. Si sabes quién está ahí cuando las cosas se tuercen, eres un afortunado; si no hay nadie también, porque más vale estar solo que disponer de mil amistades vacías. Aunque parezca mentira, la soledad es muy constructiva. Es la justa medida donde empiezan las grandes cosas. Cuando estoy solo, hay algo que se ajusta, o algo que surge de dentro que necesita ser escuchado, como si fuese imposible huir de uno mismo. Cuántas veces evitamos esa soledad que nos mortifica, ese comentario interno que ronda por nuestra cabeza y espera un momento de calma para echársenos encima, como si por más que lo intentásemos fuese imposible esconderse de ese gran hermano que nos observa constantemente.

La soledad es maravillosa precisamente porque nos conecta con nosotros mismos. También puede ser una condena o una tortura cuando ansiamos compañía o resguardo, cuando esperamos que alguien nos recoja del suelo o nos dé el amparo que necesitamos, y no lo conseguimos. Siempre estamos solos. Sin soledad no hay compañía, sin descubrir nuestra propia soledad se hace difícil disfrutar de la muchedumbre, del ruido de la gente, del ritmo de una ciudad; estar solo y saber estarlo es el primer paso para estar bien con uno mismo.

Ocupamos el tiempo. Destinamos cantidades enormes de tiempo a hacer cosas, a veces, excesivas. La acción nos ayuda a sacar todo aquello que, en ciertas ocasiones, no podemos expresar como nos gustaría. Abrir y canalizar el desasosiego o la rabia o cualquier emoción en forma de acción nos ayuda a expulsar todo aquello que nos hace mal, a canalizar nuestra energía, frustración, pena o alegría en una actividad que nos permite estar ahí, ser presentes. Quizá haya momentos en los que, incluso estando bajo la política de la acción, intentando no pensar en nosotros, apagar la mente se convierte en una tarea imposible. Cuando los deberes acumulados sobrepasan los límites del escritorio mental, te pueden pillar desprevenido los problemas, que esperaban al acecho para asaltarte, en cualquier momento de descanso, en el sofá después de comer...

A veces, estar solo se convierte en toda una experiencia paranormal. No sabemos exactamente cómo ordenar todo el ruido que hay adentro. Se nos acumulan los objetivos al lado de los miedos, las cuentas pendientes y lo que nunca supimos decirle a los demás, las mentiras, etc. Cuando tu mente está desordenada, la soledad es un auténtico suplicio. Pero el disfrute con el otro, también. Creemos que cuando necesitamos desconectar por algún motivo, el otro podrá darnos una alternativa a lo que nos está sucediendo, un consejo con el que verlo todo más claro; o simplemente decidimos huir del encuentro con nosotros mismos y ocupar ese tiempo hablando con alguien. Sin embargo, no sirve de nada. Esa conversación nos espera en casa, cuando cojamos el metro, en el baño, cuando menos lo esperemos. El otro puede acompañarnos un tramo del camino, intentar ayudarnos a ver otra alternativa al problema, pero rara vez destinará su energía a ocuparse de un problema que no es suyo. No es egoísmo, es simplemente que los problemas siempre son de quien los vive. Benditas aquellas personas que ayudan y abrazan, que concilian y sacan tiempo de debajo de las piedras para ayudar a los demás.

Pero recibir ayuda también nos supone una deuda con el otro, no como tal, sino en el sentido de que afianza el lazo que tenemos con la otra persona. «Hoy por ti, mañana por mí». Cuando el otro saca de su tiempo para dedicárnoslo o regalárnoslo, hay algo dentro de nosotros que se transforma. Que alguien nos demuestre su esfuerzo en forma de acción, moviéndose para vernos, invirtiendo su tiempo, es una de las muestras de cariño más grandes que hay. Porque yo puedo vivir en mi mente, puedo resguardarme en ese patio particular y encerrarme conmigo mismo, pero la acción del otro me modifica, me demuestra que hay algo importante en mí, algo que me hace importante, y ese algo es su atención; me convierto en objeto de su interés. Y, por muy mal que yo esté, cuando otro se interesa por mí, mi valor crece, porque sin el otro yo no soy nada.

Sentirse arropado es imprescindible. Necesitamos constantemente de los demás para sobrevivir. La soledad es algo maravilloso cuando la vives en libertad, cuando tus cuentas pendientes caben en un cajón que puedes cerrar cuando se te antoje. Pero cuando las cosas no están bien, el otro puede ser una herramienta clave para ayudarnos a seguir adelante. Es complicado. No todo el mundo saca tiempo de verdad, no solo para escuchar un problema, sino para compartir tiempo de calidad cuando se pasan momentos difíciles. Todo va rápido y todo el mundo tiene compromisos. Una llamada a tiempo puede salvarte de muchas cosas, un café rápido en la cafetería que hay debajo de tu casa, media hora de charla rápida antes de ir a trabajar... Destinar un momento al otro cuando sabemos que no está bien es algo que no solo nos refuerza por dentro, sino que se convierte en una pausa publicitaria dentro de esa soledad amarga por la que pasamos, y ancla más la relación, porque cuando estoy para el otro, el otro estará para mí. Sentiré que la importancia que me cede el otro es valiosa y querré cuidarla, porque sentirme así me eleva y me hace bien, me aleja de mis fantasmas, me hace sentir menos solo.

El ser humano es un ser social.

A veces, nos quejamos de los demás.

A veces, necesitamos del otro, aunque nos pese.

Nos encerramos en nuestra habitación a llorar enfadados. Todo se nos hace una bola.

Creemos necesitarlo todo y no tener nada, abrimos la puerta, salimos y corriendo. Nos duele la cabeza de tanto pensar.

—*Estoy en tu portal, baja y me lo cuentas todo.*

Ahí es.

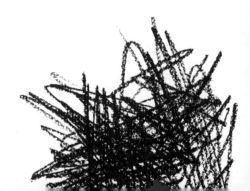

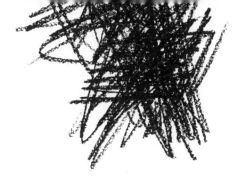

El día que tuve trastorno obsesivo compulsivo

Pisaba las tapas de las alcantarillas, las que eran de color rojo traían buena suerte.

Una vocecita me decía que hiciese cosas que ni yo mismo podía controlar; mentira, sí que podía, pero un deseo más profundo me decía que si no lo hacía, algo malo acabaría pasando. La muerte se acercaba, una desgracia detrás de otra, como un aviso que se activa cuando dudas hasta de tu propia existencia.

Trastorno obsesivo compulsivo. Tenía dieciocho años.

Al principio creí que simplemente era un juego, una pequeña locura de mi cabeza, que decidía enviarme mensajes; una especie de superstición a la que yo no hacía excesivo caso, pero que a veces me llevaba a hacer cosas que ni yo mismo sabía cómo controlar. Recuerdo cerrar dos veces la puerta de casa, mirar debajo de la cama o parpadear cuatro veces mirando un punto fijo porque mi mente decía que si no acataba sus órdenes, algo malo iba a suceder. Como un autómata, acababa sucumbiendo a esas instrucciones y seguía con mi vida, sin saber que a medida que le regalaba espacio, el «bicho» ganaba algo más de terreno.

Mis amigos a veces me preguntaban por qué hacía cosas sin sentido. Caminábamos por la calle y me giraba para hacer lo que fuera que me dijera mi cabeza. Pensaban que estaba completamente loco, atribuían todas esas acciones a mis ganas de llamar la atención constantemente, como si necesitase hacer tonterías para ser la persona divertida que todos conocían. Lo cierto es que lo que me llevaba hacer todo aquello no era otra cosa que pensar en la muerte.

El TOC (como se conoce comúnmente) es un trastorno que se caracteriza por la aparición de obsesiones y compulsiones que pueden afectar significativamente a la vida de las personas que lo padecen. Las obsesiones se centran en temas como precisamente la muerte, el control, la higiene o la simetría. Para poder aliviar la ansiedad asociada a esas obsesiones, la persona realiza una serie de acciones o comportamientos repetitivos.

Me obsesionaba la idea de la muerte, el cambio, el cierre de ciclo. Vivía temeroso pensando que mis seres queridos podrían morir en cualquier momento, asociando su muerte al duelo y a un sufrimiento perpetuo, a la pena de creer que me quedaría absolutamente solo, sin que nadie cuidase de mí. El síndrome del abandono. En aquella época no solo lidiaba con eso; tampoco había salido del armario ni había aceptado mi orientación sexual, lo que agravaba mucho más el problema, ya que me sentía doblemente presionado. Se podría decir que solo me dedicaba a vivir mi vida de puertas afuera, sin azuzar mucho todos estos temas en mi interior, pasando emocionalmente superdesapercibido conmigo mismo para no despertar a la bestia que sabía que tarde o temprano me acabaría comiendo. Posponiendo constantemente los deberes que sabía que algún día tendría acumulados encima de la mesa.

Digamos que toda esa serie de conductas represivas hicieron que me viese tan amordazado emocionalmente que no era capaz de gestionar lo que me estaba sucediendo. También creo que, si hubiese tenido algún referente o un espacio libre de juicio en el que haber podido desarrollar mis intereses, explorar o conocer otra realidad y aceptarla como válida, quizá sí que lo hubiera gestionado de otra manera, pero eso no lo sé. No lo sabré nunca.

Cuando descubrí todo eso en terapia, analizando el inicio de mi edad «adulta», me di cuenta de que mi ansiedad no era una cosa nueva en mi vida. Fui consciente de lo mucho que había sufrido, la cantidad de cosas que había callado, pospuesto y negado por miedo a la no aceptación de los demás. Aprendí que mi ansiedad era un excesivo control de la situación, un intento de vivir desconfiando y tratando de descubrir la verdad absoluta que había detrás de todo, definiendo lo que sucedía en el día a día, etiquetando cada cosa para que nada quedase en el aire, un proceso mental que me obligaba a ver el problema de mil maneras diferentes sin aportar ninguna solución, escondiéndome detrás de una máscara alegre que lo único que hacía era alejarme de mis auténticas necesidades. Me olvidé de mí mismo durante los años en los que quizá debería haber aprendido que descubrirse a uno mismo es algo maravilloso y que la opinión de los demás no es ni la «razón» en sí misma ni imprescindible para el bienestar propio, e incluso innecesaria en algunos momentos. La única opinión que cuenta es la de aquellas personas con las que podemos contar y en las que podemos confiar, y que incluso a veces nos sorprenden. Debemos tener presente que cada uno de nosotros es la fina línea que nunca hay que traspasar, que si nos afecta algo de manera negativa es porque quizá ese no es el lugar en el que debemos estar, que cuando tenemos miedo hay algo que, por más que venga de nuestro pasado, nos avisa de que debemos salir de ahí, y que nuestras emociones y bienestar son la medida exacta que calibra si estamos bien o estamos mal. Forzarnos a vivir determinadas situaciones simplemente por los demás, o por autoconvencernos de que debemos estar ahí, es sentenciarse a tener una vida en la que dejamos atrás lo más importante: estar bien con nosotros mismos, con lo que sentimos en cada momento.

Las emociones hablan por sí solas, tienen un lenguaje. Y cuando algo se desestabiliza, se tuerce o se enquista, el cuerpo encuentra la manera de drenar todo aquello que no conseguimos expresar con la palabra.

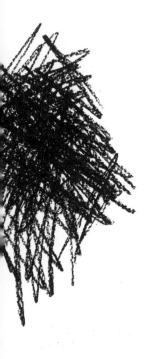

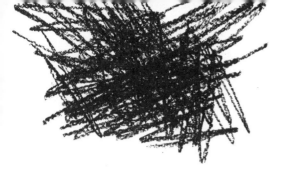

El día que dije que conté un secreto pequeño como el hueso de una oliva

El ruido en mi cabeza cesó con los años.

Encontré algunas vías de escape para descubrir qué era lo que tanto necesitaba. Toda mi infancia estaba construida con restos de lo que había ido encontrando por el camino, creando una idea de amor equivocada, errónea, conforme con lo que se supone que debía ser lo correcto. Establecí una parcela en mi mente en la que yo podía ser libre, un secreto interno que tan solo sabía yo y nadie más. Una mentira que ahora veo como una tontería, pero que por aquel entonces dilapidaba por completo la poca seguridad que tenía.

Gay.

Había cambiado de aires. Intenté refugiarme en el teatro y apostar por lo que se supone que quería que fuese mi futuro. Cambié de instituto, empecé a moverme por ambientes más artísticos, salí de la zona de confort y empecé a construir una personalidad nueva, aprovechando la oportunidad de empezar de cero por completo. Años de miedos, años de descubrir el cuerpo, de empaparme de cosas nuevas con gente nueva, saltándome los límites impuestos por los demás, con los que tanto me costaba lidiar.

¿Por qué no lo cuentas?

Esa pregunta clavada como un hierro en mi cabeza. Una locomotora interna a la que se aferraban mis noches y que me quitaba el sueño. Yo me cambiaba de postura, resignado, sintiéndome libre conmigo mismo en mi patio particular. Era mi secreto, un secreto que no quería explicar. Era especial porque tan solo yo lo conocía. Explicárselo a los demás desataría de nuevo toda la estructura creada en mi cabeza, removería el pasado, despertaría a la bestia que tantos años me había costado adormecer.

Hay situaciones en las que creemos que conformarse es la mejor opción. Nunca lo es. A la larga pagamos un alto precio que trae consigo peores consecuencias. Creemos que dejando que las cosas se solucionen por sí solas, alguien acabará responsabilizándose de ellas. Quizá pienses que el tiempo lo acaba poniendo todo en su lugar, pero hay momentos en los que pasar a la acción y avivar esas aguas que crees mansas es el bálsamo que te ahorrará futuros males.

Fue un día entre semana.

Llevaba mucho tiempo queriéndoselo contar. No podía ser a otra persona. Mi madre.

Un paseo por la calle, me temblaban las manos. Salíamos mucho a pasear. Era mi lugar favorito: estar con ella, sentir que la rutina caía encima de nosotros mientras comprábamos en algún supermercado del extrarradio. Mi huida a los días lentos, mi refugio y mi pilar. Todo empieza y acaba en ella.

—Tengo que contarte una cosa, me da un poco de miedo contártelo. Pero, si he decidido explicártelo, es porque te quiero y es importante para mí, quiero que seas la primera y que lo hablemos... Tiene que ver con mi sexualidad.

—Eres gay.

Caminábamos por un parque. Yo miraba la arena mientras paseábamos, intentaba concentrar toda mi atención en mis zapatos. Los miré por primera vez, los observé como si nunca hubiese visto unas bambas rojas, con sus cordones de algodón y la punta desgastada por el uso. Era la primera vez que las observaba con tanto detalle, nunca les había prestado atención. Cuando me las compraron, las había usado sin más, sin conocerlas, simplemente dando por hecho que eran mías. Las miré fijamente y pensé que me gustaban.

—No te creas que me gusta mucho.

Lo cierto es que ya había recibido esa reacción mil quinientas veces.

Mi mente viaja. Viaja a lugares que me dan miedo; a veces me transporta a otros que son maravillosos. Desaparezco del mundo y me convierto en algo tan disperso y volátil que acabo adormilado sin querer. Mi mente siempre ha sido mi patio de juegos, ese lugar en el que construyo discursos imaginarios, frases ingeniosas, donde anidan los miedos y se crean historias.

Esa historia ya me la sabía. La había reproducido como un CD de música en mi cabeza. Conocía todas las letras, cada giro y qué canciones eran las que sonarían más.

La miré fijamente.

—*Entiendo perfectamente tu postura. Sé que somos de generaciones diferentes y que has vivido una infancia en la que los referentes de ser gay eran lo que eran. No pretendo que te guste, he vivido un proceso muy largo y no lo he pasado precisamente bien. Te lo digo porque te quiero y para mí es muy importante que lo sepas, porque contigo no quiero ningún secreto.*

Silencio. Empezaba otra canción.

—*Quiero pensar que es por el teatro.*

—*Si te sirve para que le eches la culpa a algo y cargues contra ello, me parece bien. Pero quiero que sepas que esto viene de mucho tiempo atrás, que llevo sintiéndolo toda mi vida. Estoy muy seguro de ello y no es algo momentáneo ni que haya aparecido de repente. Te quiero y tú no tienes la culpa ni de pensar así ni de reaccionar como no me gustaría que reaccionaras. Esto es un proceso y ahora inevitablemente te toca formar parte. Quiero hablar contigo, que me preguntes si tienes dudas, que no tengas miedo de hablar conmigo y preguntarme lo que sea...*

—*Déjame pensar que es por el teatro.*

Seguimos caminando un rato.

Las luces de la tarde se fueron apagando poco a poco. Las farolas alumbraban la calle. Tres abrazos me dio que se me clavaron en el alma. Dejamos las bolsas encima de la mesa. Mi corazón repicaba contento. Me dio un beso y me dijo que me quería.

No era teatro.

Era amor.

Amor del bueno hacia mi madre, el palacio donde dormían mis secretos.

Es muy astuto y se cuela por todas partes, no le importan las generaciones, la edad que tengas, los lugares ni las vivencias. Es ciego y te toca con los brazos abiertos como si fuese la primera vez. Te transforma, te cambia. El amor.

Con el recuerdo en la memoria, la veo abrazándome, con sus brazos que me llegan al alma. Sus brazos, con los que recogería después los pedazos de mi corazón roto por mi primer amor.

¿Ves? No era teatro.

Te quiero, mamá.

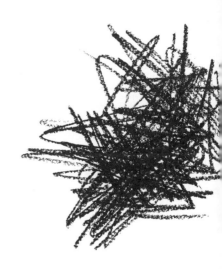

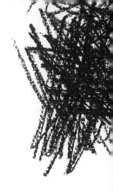

Mi familia lo ha hecho lo mejor que ha podido

La familia que está presente es un pilar, es nuestro paso del tiempo. La familia que juzga es un abrazo perdido que nunca vuelve, la búsqueda de aprobación. La familia que no existe se construye, porque todos estamos solos y podemos ser familia.

Cuántas veces habremos tenido una discusión injusta con alguien de nuestra familia, con ese vínculo que conoce todas y cada una de nuestras facetas más desconocidas, y hemos pensado que cierto comentario o acto por parte del otro es injusto, como una rabieta adolescente que te enciende por dentro de la peor manera. «La confianza da asco, quien bien te quiere te hará llorar, cada familia es un mundo». Sinónimos prácticamente del mismo concepto: la sinceridad más absoluta. Porque cuando estoy en casa, en el deseado «hogar», no hace falta que mantenga una careta social para defenderme o esconderme tras ella, puedo permitirme mostrar cansancio, que estoy mal o incluso enfadarme si algo no me parece justo. Las familias se conectan por la entraña, por la vivencia y el tiempo. La rutina juega un papel imprescindible en todo eso, ya que sin ella el vínculo no llega a forjarse nunca. Y es precisamente en esa rutina donde surge la magia, donde aprendemos que el otro y yo podemos ser algo más que dos personas conversando: un espacio vivo donde lo importante nunca es lo que se dice, sino lo que callan los silencios que empapan cada comida, cada momento. Nuestros padres, nuestros vínculos más cercanos, aquellas personas con las que compartimos vida son el templo donde habita el paso de nuestro tiempo y el refugio al que acudimos cuando las cosas se tuercen. A menudo tendemos a pensar que todo dura para siempre, que esos vínculos que ahora tenemos en nuestra vida siempre estarán cuando los necesitemos. La rutina nos hace creer que no importa que pase el tiempo, que el tiempo pasa despacio. Sin embargo, cuando echamos la vista atrás, nos alarmamos al darnos cuenta de que no todo permanece intacto para siempre.

El regreso al hogar cura. Cada persona tiene un «hogar» al que volver. No hablo de una casa ni de personas en concreto, sino de un lugar emocional donde poder conectar con algo que nos haga estar en paz, sentirnos libres de culpa y acogidos, cuidados. Ulises regresó a su patria después de mil y una calamidades; nosotros cuando algo va mal necesitamos de ese abrazo, de esa conversación conciliadora que nos ayude a ver las cosas con un poco más de perspectiva.

Necesitamos encerrarnos entre aquellas paredes que conocemos y ver a las personas que han sido casa para nosotros. Es mucho más fácil romperte y recomponerte en un lugar que conoces, porque dejas atrás la palabra vacía y la compostura. Tanto si quieres hablar como si no, puedes sentirte libre, ya que no hay nada que esté por encima de ti. Tan solo eres tú con tu pasado, tu futuro y tu historia, que se traduce en personas que siempre han estado ahí de la mejor manera posible.

Aceptar es amar. Hay momentos en los que creemos que quizá nuestra historia con la familia es trágicamente desastrosa, que las personas que forman nuestra unidad familiar no son tan comprensivas como nos gustaría y hasta llegamos a creer que están en nuestra contra, que nuestro bienestar no es importante para ellos o incluso que todo lo que hacen tiene como objetivo sacarnos de nuestras casillas. Hay casos y casos. Lo cierto es que siempre tendemos a ser poco analíticos con la situación y no nos damos cuenta de que todo lo que vivimos en familia es fruto de una rutina abrasadora que acaba exterminando cualquier ápice de comprensión. Damos por hecho los vínculos forjados con el tiempo, creyendo que nunca conseguirán erosionarse y entonces es cuando damos por supuesto todo aquello que nos rodea en el ambiente familiar. Podemos mostrar nuestra peor versión y en el fondo somos mucho más que aquello que aparece cuando estamos «en casa», somos muchas versiones de nosotros mismos, muchas facetas diferentes dependiendo de los ojos que nos miran. En casa decimos adiós a la máscara social que mostramos al mundo y la confianza da asco.

Se dan situaciones injustas, pero en un hogar se suele hablar otro tipo de idioma. Hay momentos en los que la palabra se queda muy corta y no somos capaces de decir lo que sentimos, al igual que, en ocasiones, se nos exige que demos nuestra opinión, forzándonos a hablar cuando realmente no queremos. El idioma de los actos siempre es el que prevalece, el que acaba demostrándote que por más que a veces la palabra se abra paso de manera injusta o buscando hacernos daño, cuando estamos discutiendo realmente hablamos desde la confianza, entendiendo que el vínculo que existe es muy fuerte como para romperse en ese mismo instante por un intercambio de opiniones un poco caldeado.

Nuestros padres lo hacen lo mejor que pueden. Todos somos hijos de alguien y en algunos momentos hemos podido llegar a sentirnos mal por algún comentario o comportamiento que hemos creído inapropiado, antes de que el tiempo y la distancia de la vida adulta nos hagan quedarnos con lo bueno de las cosas y un bonito recuerdo. El caso es que la condición de hijo nunca es fácil. Creces y vas aprendiendo cosas constantemente, enfrentándote a un mundo que notas que no te pertenece o en el que quizá te sientes demasiado abrumado, buscando en cada relación un afecto de cuidados, que quizá pretendes que te recuerde a ese hogar del que vienes y que ahora mismo tienes lejos, por los motivos que sean. La vida siempre se abre paso y te enseña algunas cosas. Con el tiempo te acabas dando cuenta de que tus padres lo hicieron lo mejor que pudieron. Hay muchas excepciones, falta de herramientas y excesivos puntos de vista, pero esas figuras que son sinónimo de tiempo para nosotros, esos superhéroes a los que recurrimos cuando tenemos problemas de dinero, angustia, tristeza, etc., también son personas que sienten y padecen, en ellos también habita el error, un error del que muchas veces los acusamos, heridos, porque creemos que viene de ellos, que ellos tienen la culpa. Son personas que algún día ya no estarán y que, por más que en algún momento hayan metido la pata, han intentado sacarnos del vacío con todas sus fuerzas, haciendo de nuestras razones las suyas, de nuestros problemas los suyos, incluso cambiando su manera de ver el mundo para intentar entender la realidad que los rodea, a veces sin ser la suya propia. Por eso es importante que abracemos a nuestra familia, que cuidemos aquel vínculo férreo que siempre está ahí emocionalmente, por más que haya momentos en los que no nos puedan acompañar. La familia es un lugar en el que siempre podrás ser tú mismo sin dar ninguna explicación, tan solo resignándote a mirar a unos ojos que te conocen desde que eras niño, que te han visto crecer, a los que no les hace falta ninguna explicación porque la palabra se queda corta.

Abraza a la familia.

Una familia es muchas más cosas que una madre, un padre y una hermana. Una familia puede ser tu abuela, tu tía, tu mejor amigo, tu madre sola.

Una familia es llegar a casa y no decir hola porque estás mal y ellos lo saben.

Una familia es unos golpes en la puerta de tu habitación preguntándote si necesitas algo. Una familia es sus silencios.

Una tele encendida a la hora de comer. Un olor.

Una charla de sobremesa.

La familia es aquello que nos hace sentirnos menos solos en el mundo y adonde siempre acabamos volviendo.

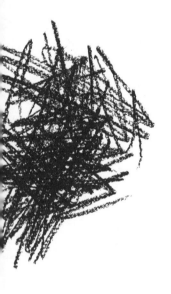

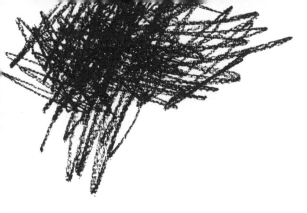

El día que di mi primer beso a escondidas

Nos escondíamos en las porterías.

Buscábamos calles solitarias para que nadie nos viese. A él había algo de esa situación que lo aterraba; había algo en él que no me daba suficiente seguridad. Me agarraba y me besaba como si le fuese la vida en ello. Yo era la primera vez que besaba los labios de otro hombre. Era como si hubiésemos quedado para intercambiar algo, para trapichear en una calle por la que no pasaba nadie que nos pudiese ver. Él, que me agarraba así, se convirtió sin querer en la representación de todo lo que había estado esperando tanto tiempo. La libertad.

Hacía un par de meses que hablaba con algunos chicos.

No entendía ni sabía exactamente cuál era el procedimiento para poder tener una primera cita. Iba descubriendo sobre la marcha todo lo relacionado con las relaciones sexoafectivas. Recuerdo la intensidad y buscar detrás de una pantalla, convertir la foto de un desconocido en mi teléfono móvil en un mundo de fantasía, perderme en las palabras de la gente, dejarme llevar por una idea de lo que iba a ser el amor y consumir vínculos fugaces con completos desconocidos.

—¿Quedamos mañana? ¿Tomamos algo?

Los nervios se apoderaron de mí. Sentí por primera vez la responsabilidad de estar tomando mis propias decisiones. Pensé algunas excusas a modo de escape por si no me veía capaz de enfrentarme a la situación; tener citas era algo muy de adulto. Lo cierto es que los dos éramos unos críos. Él era muy mono. En la foto parecía el típico chico que no había roto un plato en su vida.

Llegué a la cafetería y me estaba esperando sentado a una mesa. Llamémoslo Mario.

Empezamos a hablar de cosas sin sentido. Me explicó que estaba haciendo bachillerato, que era del barrio y que si me apetecía ir a dar un paseo con él. Nos mirábamos a los ojos, escudriñando cada detalle, como autoconvenciéndonos de que la persona que teníamos delante realmente nos gustaba, nos atraía. Cuando estás en una cita, hay un tiempo prudencial durante el que examinas al otro buscando pequeñas cosas, como intentando acceder un poco más a sus misterios. Nosotros simplemente hablábamos y nos mirábamos; recuerdo reírme. Para mí era mucho más que buscar algún fallo en el otro, sopesar si lo que había delante de mí era válido.

Él, sin saberlo, representaba un papel mucho más significativo. Era el primero. Era el primer peldaño de un mundo nuevo por el que me abría paso.

Caminamos un buen rato. En ese lapso de tiempo la conversación fue a mejor, aprovechábamos cada palabra para soltar ocurrencias que sorprendieran al otro, buscándonos las cosquillas y acercándonos cada vez más al momento que los dos estábamos esperando.

Fue un beso corto.

Entramos en una calle donde apenas había gente. Noté que a él le daba el mismo miedo. Una parte de mí se sentía mal por tener que esconderse, pero el miedo lograba oscurecerlo todo. Él miraba de un lado a otro como si lo que estuviésemos haciendo fuese algo malo, como vigilando, tratando de evitar el riesgo de que alguien nos viese intercambiar un par de besos en una portería.

Siempre me viene esa situación a la mente. Durante mi adolescencia todos los encuentros eran así. Como si no hubiese sido suficientemente difícil aceptarme a mí mismo, ahora además, avergonzado, me escondía de todo lo que me daba miedo. Era como si solo me hubiese reconocido a mí mismo, sin querer que los demás formasen parte de ello, sin compartir mi amor libre, sin pensar en lo que estaba pensando el resto. Y las miradas, siempre había miradas. Parece mentira que ver a dos hombres o dos mujeres paseando cogidos de la mano siga suscitando pequeñas impresiones o alguna que otra sonrisa pícara. Sientes que cada vez que sales a la calle te conviertes en una reivindicación política, lo cual es maravilloso, pero a la vez supone un esfuerzo y un compromiso enormes. Reivindicar es reclamar algo que crees tuyo, propio, algo que debería ser o ya formar parte de ti; es agotador tener que esforzarse por ser algo que ya se es y sentirte con la responsabilidad de educar a los demás constantemente.

Llegué a casa guardando un secreto. Otro más.

Siempre hay un punto en la vida en el que te callas algo. Un punto en el que un pequeño secreto es la antesala de algo más grande, una doble vida, quizás. Callar por ti es una decisión maravillosa; callar por los demás, una prisión de la que tarde o temprano quieres salir.

Me encerré en la habitación. Me había gustado la experiencia, sentí que por primera vez había hecho las cosas bien, había tenido en cuenta mis necesidades, y ahora tocaba seguir adelante. Mi cuerpo seguía oliendo a él, tenía el sabor de su aliento dentro de mi boca. Estaba excitado, era algo completamente nuevo. Qué sensación tan increíble, descubrir un mundo nuevo y abrirte a todas sus sensaciones, abrumado por tanta novedad.

Cogí el teléfono.

Mario me había escrito.

—Me ha encantado pasar la tarde contigo. Te quiero.

Te quiero.

Lo había conocido esa misma tarde y me decía que me quería.

Ese día aprendí que el afecto es la llave que abre todos los corazones. Que un beso, una caricia y un abrazo pueden convertir a un desconocido en tu familia.

Mario no me quería, quería algo que yo por aquel entonces no podía darle. Aquella noche seguro que se durmió sintiéndose un poco menos solo.

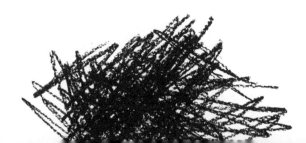

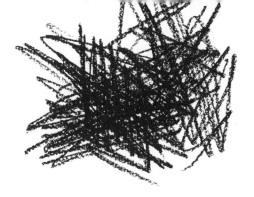

El día que volvimos a ser nómadas

Las cosas no iban del todo bien, el dinero nos faltaba por todas partes. En casa siempre se han esforzado mucho. Pero aun así no era suficiente. Seguíamos trampeando.

Mi hermana trabajaba en dos sitios, todo por ayudar, mientras yo me pagaba mis estudios como podía. Trabajaba todas las noches intentando pensar que, por lo menos, evitaba un gasto más. El dinero se escapaba de nosotros, desaparecía como por arte de magia. Las cosas no parecía que acabasen de arrancar del todo.

—*No crece debajo de las piedras.*

Mi hermana salía de casa, trabajaba, volvía y, por la tarde, vuelta a empezar. Un silencio constante, vivía en un eterno letargo. Ella, convertida en cabeza de familia, responsabilizándose de una casa entera y de las personas que habitaban en ella. Las cosas se estaban poniendo más feas. Algo desde arriba apretaba con fuerza y hacía que nos viésemos desesperados.

Crecí entre algodones. Mis padres callaban, me contaban cuentos que nada tenían que ver con la realidad de aquel momento, me protegían y capeaban la situación como iba viniendo. Penurias en silencio, habitaciones con la puerta cerrada y cuatro personas conviviendo, prudentes, pensando que las cosas todavía podían ir a peor. Una casa que se tambalea, un hogar que permanece intacto. Mi hogar es mi familia, no una casa, no el dinero.

Poco tiempo duró la situación. Tuvimos que volver a ser nómadas, recoger nuestra vida en cajas y moverla hasta otro destino. Un cambio, otro cambio, otro más... Las intenciones siempre fueron buenas. Construíamos lo que la vida nos dejaba, prudentes, sin armar mucho jaleo, con lo que teníamos.

Las paredes callaban. Las bocas también.

Mi hermana, a la que tengo que agradecerle tantas cosas, trabajaba, trabajaba y trabajaba. No veíamos la luz al final de túnel.

Cuatro personas arrastrando una rutina que nos apretaba, un tiburón feroz que nos mermaba el carácter y el espíritu. Portazos y discusiones, las opciones eran cada vez menos. Cuando te descubres así, entiendes de qué pasta está hecho el mundo en el que vivimos; cuando la salud, el dinero o el amor se truncan, algo en ti se rompe; entonces empiezas a entender. Entiendes un mundo injusto en el que nadie te salva, todo te da la espalda y la realidad se vuelve de color gris.

Hay muchas familias luchadoras que se matan por subsistir un poco más, dejando de lado el cansancio y alquilando su cuerpo para trabajar por cuatro míseros duros. Hay empresas que no cuidan de sus trabajadores, explotan física y mentalmente a las personas que trabajan ahí, como si fuesen gallinas ponedoras en una fábrica, produciendo para negocios que potencian la sonrisa. Trabajo de acción y constante. Machacando el cuerpo y el alma, dejándote roto; horarios imposibles en los que la libertad es un privilegio y no un derecho.

Detrás de todo eso siempre hay una persona, un primo, una hermana, un padre, una madre, una familia que lo hace lo mejor que puede. Todo por el pan que llevarse a la boca, por una educación mejor, por mejores posibilidades que las que tuvieron ellos en su día. Trabajamos por nosotros, pero para los demás. Cuánto sacrificio hay en el trabajo, cuántas historias escondidas de familias rotas, hijos a los que ofrecer algo mejor que lo que han tenido los padres, pesares y llantos, soledades y miserias que te acompañan en una jornada laboral. Un sueldo, el precio a pagar. Un puñado de dinero para poder seguir adelante y creer que la luz al final del túnel se siente próxima. Apretados y agobiados, intentamos salir con todas nuestras fuerzas y ser mejores, predicar con el ejemplo, acatar y conformarnos. Mientras intercambiamos nuestra vida por dinero, el tiempo desaparece. Ponemos nuestro cuerpo al servicio de un papel con un valor que le hemos dado nosotros mismos: el perfecto ejemplo del absurdo humano.

En esa persona que se levanta todos los días y carga camiones con sus manos, por sus hijos y su familia, soñando y condenándose a sí mismo en la prisión del tiempo,

ahí está el auténtico heroísmo y no en las películas.

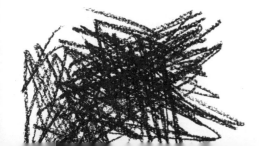

Hombrecito

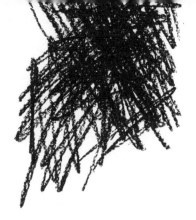

De cómo el dinero nos aprieta y nos ahoga

El dinero es la vergüenza, el poder y el conflicto.

Cuando tenemos dinero los problemas no desaparecen. El dinero actúa como un potenciador de posibilidades. Cuando no se tiene, merma el carácter y la paciencia, convirtiéndonos en esclavos y limitando todo lo que sucede en nuestro día a día. El dinero corroe y corrompe a las personas, es un objetivo vacío si el fin con el que lo ahorramos no es algo que está en consonancia con nosotros mismos. El dinero viaja y es la gasolina que impulsa la vida útil de todas las personas; despierta intereses, desintereses, preocupa, aprieta y ahoga a su gusto.

El dinero agobia. Hay muchas personas que no lo tienen, que luchan por tenerlo, personas a las que realmente las ayudaría poder tener un poco más para vivir su vida más holgadamente. El dinero produce ansiedad, genera una necesidad y una dependencia que hace que te veas totalmente condicionado por un trabajo que no te gusta, una rutina que odias. Es un generador de círculos viciosos y espirales de vidas vacías. El dinero también mata. Es exactamente igual que la ansiedad: necesario, pero abrumador.

También es un tema tabú. Hablar de dinero siempre provoca silencios sepulcrales. Incomoda. Si se tiene, porque se tiene y, si no tienes suficiente, por vergüenza. Sentir vergüenza por no haberlo tenido es inhumano. Lo que hace humanas a las personas no es el dinero, es su capacidad de amar a otras personas; de poder dejar el miedo atrás y decir que se ama libremente y sin miedo; desprenderse de la mochila y abrazar al otro como se abraza la vida; aceptar la vulnerabilidad y los errores propios, y aprender de ellos y perdonarse. Todo eso no lo da el dinero.

Es horrible pensar que también es una barrera entre personas, un sello de distinción que desconecta de raíz las posibilidades de conocer al otro porque quizá no viene de donde nosotros venimos, quizá no ha recibido la misma educación. Vemos lo diferente como desconocido, extraño. Permitimos muy poco que el otro nos toque emocionalmente, que nos cuente una historia que nos es lejana. Sí, permitimos que nos cuenten historias, pero no mucho; que los demás nos hablen de sus cosas, pero no mucho. Lo que queremos es que hablen de nosotros, que se les llene la boca adulando nuestras virtudes y así sentirnos poderosos una vez más.

El dinero lo puede conseguir cualquiera, el poder no.

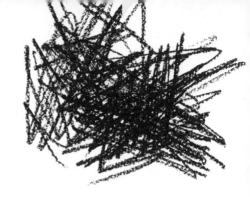

El día que descubrí la paz (parte 2)

Volví a Galicia. Dormía por las noches entre olores de eucalipto. Necesitaba volver. Hay algo dentro de mí que me pide regresar, que me llama. Buscando el recogimiento, me pierdo entre la lluvia; los árboles me bailan lento. Todo el mundo debería tener un lugar así. Un lugar al que volver, donde dejar de ser un nombre, un documento, un pasaporte, una idea o un error. Donde convertirse en el hijo de, el primo de, el familiar de, y que te llenen el alma y el cuerpo de manjares y descanso.

Había adelgazado mucho. Mi madre siempre me decía que comiese mejor, que me tenía que alimentar: el temor de una diabética que sufre queriendo evitar una réplica de su historia. Sin embargo, por aquel entonces, solo me alimentaba la ansiedad; comía, pero en cuestión de segundos mi metabolismo se había encargado de convertir el alimento en energía a la velocidad de la luz. Me había salido barba, me estaba cambiando el cuerpo por completo.

Demasiado trabajo, demasiadas cosas. Podía con todo. Cargaba mentalmente con lo que hiciese falta mientras, sin yo saberlo, apretaba un botón peligroso con el que se multiplicaban mis ansiedades. Jugaba a vivir ocupado; entendí que cuanto más hiciese, mejor. Con sed de todo, arranqué a correr y multipliqué mi actividad en la ciudad. Lo hacía todo. Todo por escapar. Sin embargo, la ansiedad es más inteligente que tú. Creí que eran unos nervios que podía controlar, creí que era normal verse cada día más delgado, creí que era corriente que te temblasen las manos, las piernas; no dormir y vivir en apnea. No había tiempo de descanso en mi mente. Huir, huir, huir. Mi hogar patas arriba; estar en aquel paraíso era lo único que me podía salvar.

Me prometí a mí mismo alejarme del teléfono. Lo dejé encima de la cama. Era la época de antes de todo, de antes de que las redes fuesen mi trabajo y mi cobijo. Quise alejarme porque me di cuenta de lo condicionado que estaba. Ver un like, publicar una foto, jugar a creer que todo aquello era real. Un adolescente que descubría su cuerpo, nuevo. Desbloquear la capacidad de sentirse atractivo y compartirlo en un post. Fotos y fotos buscando el abrazo del otro, queriendo que los dedos de la gente picasen dos veces contra la pantalla, más, más, más... Sal corriendo de ese lugar.

Qué paradojas trae la vida. Años más tarde todo iba a ser diferente.

Aproveché mi estancia allí para desaparecer del mundo. Encerrarme en los libros y perderme en las palabras. Recordar todo y volver al origen. Muchas cosas habían cambiado, pero la esencia seguía siendo la misma. Y los lugares... Los hay que tienen memoria, se meten dentro de ti, y su recuerdo permanece intacto: los olores, los objetos rayados con el paso del tiempo... Una mesa enorme y todos comiendo en ella, el griterío de los niños y las bocas llenas de comida. Un café de sobremesa que ojalá durase toda la vida.

Volver, siempre acabamos volviendo al mismo lugar. Desistimos y rabiamos, creyendo que nuestra historia será diferente; rehuimos lo conocido deseando ver mundo, pero el viaje acaba en el punto de partida. El contador a cero. A veces, creemos que las grandes cosas son las importantes, que nuestras aspiraciones son el motor principal que mueve el engranaje; el ego, la fama, el poder, el dinero. Apartamos con el pie la rutina, el silencio, el suspiro y el parar el tiempo. Las pequeñas cosas no son importantes, creemos. Pero ahí están. Cuando las grandes desaparezcan, el ego se amedrente y hayas descubierto la importancia del camino por encima del fin, el aprendizaje, sabrás que lo que realmente te hace feliz es la tostada y el café que te tomas en silencio cada mañana, y eso podrás recuperarlo siempre.

Yo un día perdí la esperanza, pero todavía tengo que poner varias cosas en su sitio. Te lo contaré luego.

Mientras tanto, descansé. Me perdí en todas las sensaciones que me daba el paisaje. Escribí en una libreta varias cosas, me permití soñar despierto mientras se ordenaban las ideas en mi cabeza. Mi futuro, mis miedos, mis frustraciones.

Cogía el teléfono por las noches. Lo desterré de mi rutina diurna para no caer en la tentación. Me dedicaba un momento a responder mensajes antes de irme a dormir.

Llevaba días hablando con él. Una noche empezó todo.

Un mensaje sin importancia puede convertirse en un gran desencadenante. Él no me llamaba la atención. Ahora es un recuerdo lejano. Sin embargo, el tiempo es un arte que teje a su antojo todos tus aprendizajes. Y dijo que me quería ver.

—*No estoy en Barcelona.*

—*Cuando vuelvas, digo.*

Entre árboles bailaba la canción de la lluvia. Pospuse verlo, guardé el recado en mi mente. Fluir. Tan solo necesitaba descansar y calmar mis ansiedades, parar el ritmo de mi pecho y dormir un año. Me abrazaba a la almohada; la gruesa manta aplastaba mi cuerpo contra la cama. Poco a poco se me cerraban los ojos y caía en un sueño profundo.

No sé si quería verlo.

Los grillos cantaban de fondo. Los árboles dormían.

En sueños me encontraba con la de los rizos del color de las perlas, mi Teresa. Ella me sentaba a su lado y me contaba mil y una historias, se agarraba a su bastón, aunque estuviera sentada en una silla.

—*Te quiero —le decía.*

Cuando salía el sol y me despertaba, se despedía de mí. Me dijo que prefería el mundo de los sueños, que, a partir de entonces, nos encontraríamos allí, el único lugar donde ella vivía eternamente.

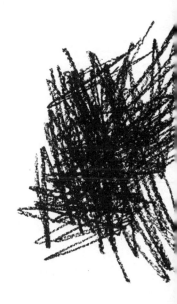

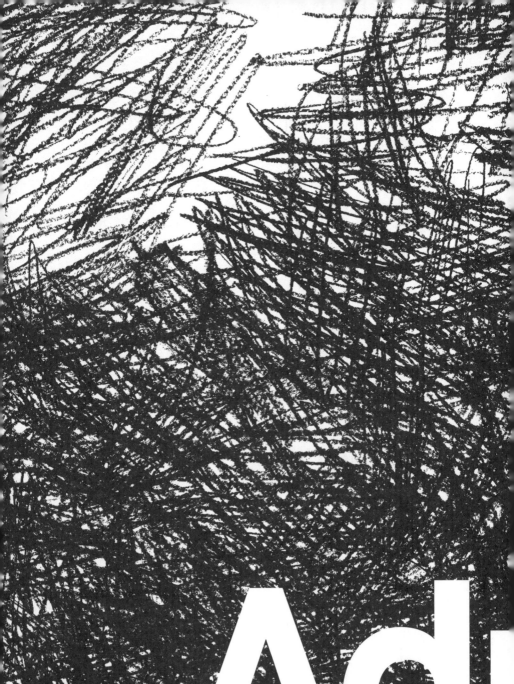

Ad

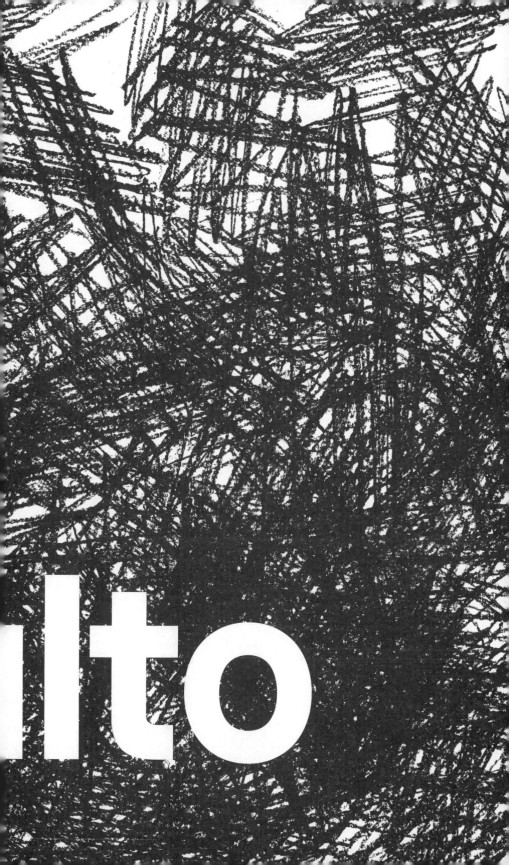

lto

Llevo tres meses viéndome con ella, mi psicóloga.

Dice que el síndrome del abandono es muy común, que le sucede a mucha gente. El miedo a que una persona que quieres desaparezca hace que te conviertas en un ser dependiente. Sin esa persona nada tiene sentido. Me pregunta si últimamente me he sentido así.

Ya me conoce.

Llevo tres meses viniendo aquí, después de que «eso sucediera». Me ha dicho que tendremos que apretar y que será un camino complicado, que tendré que comprometerme. Que debo recoger los trozos que queden de todo aquello.

Se acerca el final. Quiere que se lo explique todo.

Estoy listo.

Miro al suelo estirando el brazo. Me da miedo.

Algunos trozos todavía tienen la punta demasiado afilada.

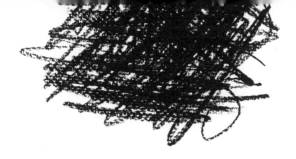

El día que odié el sexo

Me descargué una de esas aplicaciones de citas. Dieciocho años.

Como quien descubre un universo completamente nuevo, mi cuerpo se descubría ante mí, un mando a distancia gigante en el que cada tecla te llevaba a un lugar diferente. Era divertido, burbujeante e inesperado. Una energía frenética que hacía que cada cosa que tocaba fuese algo especial. Una sed que despertó en mí la curiosidad de amar a otro cuerpo, y descubrir, como si del mío mismo se tratase, todos sus secretos.

El sexo siempre fue una presión.

Durante mi adolescencia la gente de mi alrededor no dejaba de hablar de sexo, como presumiendo de lo importante que era hacerlo, cuantas más veces mejor; como si fuese una insignia que todo el mundo debiese conseguir para ser alguien en esta vida. Un símbolo de poder. Si me pongo a pensar, son muchas las veces en que a mi alrededor se ha hablado de sexo como si fuese lo más importante y prioritario en la vida. Todo se veía completamente eclipsado cada vez que se hablaba de ello. Te convertías directamente en una persona de respeto si hablabas de la cantidad de veces que lo habías hecho, un cazador que enseña sus pieles a los demás.

Así sigue siendo.

Adulto

En una época en la que internet está tan arraigado, la gente lo aprovecha para cumplir sus fantasías y ver alguna que otra película porno. Y el porno, aunque poco a poco se vaya abriendo camino por vías más éticas, sigue reflejando una ilusión que la gran mayoría de las veces no se asemeja ni tiene mucho que ver con una experiencia sexual real (por no decir nunca). Entonces, imagínate para una persona de dieciocho años que no tiene referente alguno en lo que respecta a su sexualidad y vive en un entorno en el que ya no solo el sexo es prioritario, sino que el modelo de relación que se establece no se parece en nada a lo que te vas a encontrar cuando lo hagas por primera vez.

Ahí estaba yo. Delante del teléfono móvil.

Llevaba mucho tiempo queriendo hacer una cosa así, queriendo hacerlo. En mi barrio no había nadie que me gustase; no había conocido a nadie interesante fuera de las experiencias que había tenido anteriormente.

Sin embargo, como quien descubre un juguete nuevo, quería desvelar hasta dónde era capaz de llegar.

Hablé con un chico normal, guapo para lo que yo estaba buscando por aquel entonces. Me dijo de ir a su casa; vivía un poco lejos, pero me daba igual. Creo que no tomamos ni un café ni nada, directamente en su casa.

Recuerdo el camino de ida. Siempre me ha dado bastante respeto meterme en un lugar que no conozco, pero algo me decía que no iba a pasar nada, que eso solo ocurría en las películas o a gente que tiene mala suerte, como si por alguna razón yo supiera que ese tipo de cosas no me iban a pasar a mí.

Llegué a su zona y entré en su portal.

Dentro del colectivo es «corriente» quedar con gente que no conoces de nada, abrir una aplicación y echar un polvo; todo el mundo lo hace. Vas, te corres y adiós. El sexo es fácil, el sexo es divertido, es una necesidad; buscas una aventura rápida con una persona a la que después ni saludarás si te la encuentras por la calle. Me gusta, me tiene que gustar, a todo el mundo le gusta eso.

Entro.

Me invita a que pase. Es como en la foto, parece majo.

Al principio me habla de cosas a las que no presto atención, mi mente analiza todo lo que ven mis ojos como para asegurarse de que ha sido una buena idea ir hasta allí. Pienso un par de veces que quiero irme. «¿A quién se le ocurre?». Estoy a gusto porque él está siendo muy simpático conmigo, pero no estoy muy cómodo con la situación.

Se lanza encima de mí. Me da un beso.

Siento que hasta ahí estoy dispuesto a llegar. Que es una situación que ya sé sostener porque ya he besado a otros chicos y sé que me gusta; no me importa besarlo porque él me gusta, me despierta algo, pero no sé si estoy preparado porque quizá no me apetece pasar a más.

Se quita la camiseta. Me la quita a mí. Nos miramos y me sigue comiendo la boca.

Con los ojos cerrados, como dentro de mí mismo, percibo que todavía hay algo que se me resiste. Pero poco a poco intento dejar que mi cabeza vaya conectando con la situación; él va demasiado rápido. Me come como si se acabase el tiempo, como si estuviese a punto de aparecer alguien, como si estuviésemos haciendo algo malo, clandestino. Abre la puerta de su habitación. Me lanza contra la cama y caigo boca arriba.

Se pone encima de mí. Me quita los pantalones.

Es tremendamente fácil hacer creer a la otra persona que te está gustando. Es increíble como un juego de palabras despierta en los demás una sed irrefrenable de placer. Le miro a la cara y veo sus ojos rojos como pidiéndome más, como si de repente no pudiese controlar su instinto animal, una necesidad que va más allá de lo racional, que es incontrolable. Y ahí estoy yo, delante de él, de un desconocido que me quita la ropa con ansia, de un chaval que no tiene la culpa de que yo haya llegado a su casa haciéndole creer que soy algo que quizá no soy. Y quiere que acabe la faena. Yo quiero acabarla, pero no sé si de esta manera, con él, así, sin saber ni siquiera dónde me he metido, quién es, etc.

Nos quedamos desnudos, uno delante del otro. Lo hacemos.

Duele.

No entiendo bien quién ha decidido que yo debo hacer lo que estoy haciendo; lo ha decidido él creyendo que era lo que más me iba a gustar. Me muevo y le toco con mis manos inexpertas mientras me fijo en que se mueve como si le diesen impulsos eléctricos, le está gustando. Yo estoy pensando demasiado y no logro desconectar la cabeza, en ningún momento me ha preguntado si había algo que quisiese hacer, si estaba a gusto. Me quiero ir.

Acabamos.

El silencio de después no es incómodo. Él me habla como si no hubiese pasado nada mientras, desnudo, se tumba a mi lado y me comenta cosas que sinceramente me importan una mierda. Tirados en la cama boca arriba, miro el techo pensativo; él sigue con su conversación, que no está escuchando absolutamente nadie.

Ya no soy virgen.

Me pongo a pensar en todas las conversaciones que he tenido con mis amigos, todas las palabras acerca de lo divertido y placentero que es el sexo, lo que disfrutan las dos personas; el premio, lo bien que te sientes después presumiendo por ahí, diciendo que te has tirado a otra persona; cuando los demás se te quedan mirando con cara de sorpresa diciéndote: «¿En serio?». Tan sencillo como respirar, como caminar, como si solo hubiésemos nacido para eso.

¿Esto es a lo que se referían?

Recojo mis cosas. Nos despedimos, todo bien. Me dice que apunte su número, que nos volveremos a ver. Yo asiento e intento salir por la puerta lo antes posible. Bajo en el ascensor mirándome las marcas que me ha dejado en la piel; tengo el cuello rojo y la boca me huele a sexo; mis labios están más rojos de lo normal y la cara colorada. Me miro un rato a los ojos mientras el ascensor llega a la planta baja.

Paseo por la calle, me duele el culo. En las películas parecía completamente diferente. Cuando estaba yo solo era diferente. Es como si no me hubiese dedicado el tiempo que necesitaba; parecía una producción en cadena: ya lo había hecho tantas veces que sabía qué teclas tocar.

Llamé a un amigo

—*¿Qué haces?*

—*He quedado con un chico.*

—*¿Has follado?*

—*Sí.*

No sabía si lo había hecho por los demás o porque realmente me apetecía.

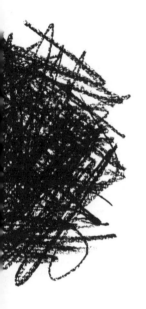

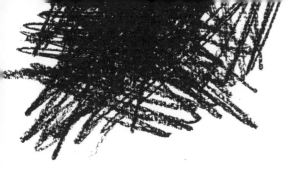

Hollywood

—¿Y cómo te sientes ahora?

—Yo me creí el amor de las películas —contesté.

Ese amor que nos han vendido y que es para toda la vida. Esa energía maravillosa que lo convierte todo en algo fascinante, esa narrativa que nos acabamos creyendo como real y que no deja de formar parte del mundo de los sueños y la fantasía.

Ese amor se convirtió en mi droga. Buscaba un afecto, un calor paternal que me salvase de todo lo que estaba sintiendo dentro de mí. Siempre lo he hecho, como si creyera que una vez que estás con alguien, tu vida cambia y todo va a mejor, y te adentras en un terreno pantanoso donde todo tiene sentido si esa persona está a tu lado.

Y con el sexo pasa lo mismo.

Cuando tu trauma es el abandono, sientes que todo es terreno inestable, que debes aportar mucho y demostrar constantemente que eres lo suficientemente válido como para poder tener algo que los demás consideran normal; nunca te sientes suficiente. Es una especie de síndrome del impostor constante. Sientes que, en las relaciones que tienes (sean del ámbito que sean), debes dar incluso más que la otra persona porque no eres merecedor del afecto del otro.

Depender del afecto del otro y cederle ese poder a los demás es horrible.

A día de hoy me cuesta pensar en el sexo como una experiencia libre de tapujos y prejuicios después de las experiencias que he tenido. No pude vivir ciertas experiencias cuando era pequeño, no conocí el amor adolescente; me llamaban maricón incluso antes de saber si lo era o no, antes de haber descubierto en un tiempo orgánico mi propia identidad sexual, género, rol, etc. Entonces, al verte reflejado en los demás, en sus creencias, comentarios u opiniones, luchas constantemente con la expectativa y la presión social de un patio de colegio donde tú (siendo todavía un adolescente) escuchas comentarios como: «Ya no soy virgen», «El otro día me tiré a no sé quién...», y te preguntas no solo cómo será follar por primera vez, sino cuándo te tocará a ti, porque todavía no te has comido la boca con nadie y, cuando consigues salir de ahí (si es que sales), te conformas con las primeras muestras de afecto que te ofrece un desconocido, una persona que has conocido por una app, creyendo que lo que encontrarás ahí será igual de fantástico y especial que una historia de amor con un compañero de clase a quien tú también le gustabas. Y... *spoiler*: no.

He sido y soy una de esas personas que han tenido (inevitablemente) el porno como referencia a la hora de mantener relaciones sexuales con otras personas, encuentros, etc. La primera vez lo hice sin saber prácticamente nada de mi cuerpo ni del de la otra persona. Recuerdo intentar imitar actos, palabras o maneras de hacer que creía que eran las «correctas» en una situación así, teniendo esas escenas en la cabeza como si esa fuese la única manera de disfrutar del sexo. Y no me gustó. Reconozco que salí de casa de aquel chico con una sensación superextraña. En parte, como ya había probado lo que era el sexo, parecía que tenía que estar orgulloso, pero lo cierto es que no había disfrutado una mierda. Salí del portal de su casa aún con el dolor de haber sido penetrado por primera vez, consciente de que había intentado hacer como que me gustaba lo que me estaba haciendo, de que me había corrido por insistencia más que por placer. En definitiva, me había ido de allí sintiendo que, en vez de disfrutar, lo único que había hecho era poner el culo.

No me siento orgulloso, una persona como yo que creía que «la primera vez» (que se romantiza tanto y que siempre suele ser la peor por falta de experiencia y de conocimiento) debía ser especial y con alguien de confianza, acabó haciéndolo con un tío que conoció de una aplicación de citas. Imagínate estar en la cama con alguien que no conoces de absolutamente nada, que sea tu primera vez y encima estés pensando que esa persona te va a escribir al día siguiente, que vais a ser novios, que todo va a ser fantástico porque eres un niño Disney; que tus padres y tu familia no saben dónde te estás metiendo y que tú tampoco, porque el desconocido te ha dicho de ir a su casa y tú lo máximo que habías hecho con algún chico era darte cuatro besos tontos en una portería dejada de la mano de Dios por si os veía alguien. Demasiado bien acabó la cosa. No volví a saber nada de él. De hecho, creo que esa persona no sabe que fue mi primera vez, aunque se lo pudo llegar a imaginar, supongo.

Volviendo al tema del abandono, a veces se nos olvida que no somos lo que nos han hecho, que muchas veces nos sentimos como nos han hecho sentir algunas personas que nos hemos encontrado en la vida, y nos creemos una historia sobre nosotros mismos que no tiene nada que ver con la realidad; o sí, pero la gestionamos de tal manera que, como nos la lleguemos a creer demasiado, nos incapacitará para poder disfrutar de conocer a otras personas. Con esto quiero decir que, a veces, cuando estamos con alguien en la cama, ofrecemos demasiado creyendo que lo que realmente nos gusta es hacer disfrutar a la otra persona (que puede ser); otras veces, disfrazamos nuestro propio placer con el de los demás, creyendo que la otra persona no es capaz de regalarnos eso. Muchas de las experiencias que he tenido han sido así. Te encuentras con personas sexualmente egoístas que solo buscan beneficiarse y saciar su propio placer, dejando de lado el de la otra persona. Y cuando eres alguien que ofrece tanto, por tu miedo al rechazo, puedes hacer que la otra persona se sienta un objeto; y crees que si alguien te rechaza es porque ese polvo no ha sido suficiente para él, y al final te acabas creyendo que eres una mierda, porque no has parado de encontrarte con personas que te han tratado así porque tú no eres el dios pornográfico que la gente cree que eres cuando ve tu foto en Instagram.

Siempre que he conocido a personas para las cuales el sexo era una prioridad absoluta, al ver que no podía ofrecerles lo que ellos estaban buscando, sentía que iban a desaparecer, que se iban a ir en cualquier momento.

Pues adiós.

Y me repetía a mí mismo: «Jamás encontraré a alguien como él». Pues sí, ojalá no me lo vuelva a encontrar, sinceramente. Y con esto no quiero decir que el sexo no sea algo importante, bonito, placentero y maravilloso. Todo lo contrario. Vivimos las cosas en la medida en la que nos han sucedido, basamos nuestra felicidad en las experiencias que hemos tenido. Convivimos en una sociedad en la que todo se hipersexualiza, las relaciones personales son efímeras (porque con el teléfono podemos cambiar de pareja cada dos días), acabamos regalando nuestra propia intimidad y un espacio hipervalioso a cambio de nada, e inevitablemente te acabas sintiendo un objeto, un recipiente al que en ningún momento se le ha preguntado si eso le parecía bien o no. Entras en una cadena donde crees que el sexo es el afecto y el abrazo que deberían haberte dado de pequeño.

Y después lloras mientras tu psicólogo gana sesenta euros por sesión. Y, como me han decepcionado tantas veces, prefiero estar solo.

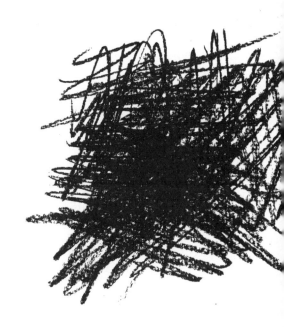

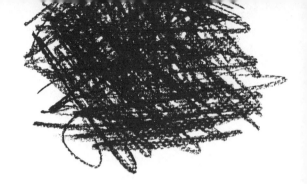

El día que regalé mi corazón

Volví.

Finalmente quedamos.

Todas las canciones cobran sentido cuando quien las escucha ha vivido lo que dicen. Acabamos delante de la radio o abriendo Spotify mientras decimos: «Es que esta canción soy yo», como si buscásemos la respuesta de nuestra vida en unos versos de rima fácil y repetitiva.

> *El amor verdadero es tan solo el primero,*
> *los demás son solo para olvidar.*
>
> Amaia Montero,
> «La playa», Oreja de Van Gogh

Cuando te duele el corazón, te conviertes en todas las canciones.

Intento acordarme de cómo empezó. Quizá de manera casual, sin yo esperar ni dar nada a cambio. Como empiezan siempre las cosas, sin más, de esa manera que luego se cuenta delante de los amigos como para ganar la competición de la mejor historia de amor jamás contada. Ahora todo me parece absurdo, incluso como si esa versión de mí

mismo estuviese inerte, muerta, encima de una camilla, y yo me pro-
pusiera adentrarme en el cadáver e inspeccionar la carne corrompida.
Es increíble estar escribiendo eso después de dos años y medio.

Un día me enamoré. En esos momentos, te ves a ti mismo todas las
veces que has dicho en voz alta y delante de tus amigos que eso no
iba a suceder jamás. Al principio sé que no estaba nada convencido,
la vida tiene una bonita manera de colocar las cosas en su sitio para
que el tiempo acabe jugueteando contigo como le dé la gana. El
principio siempre es dudoso. Un vínculo se abre camino sin querer.
Cuando quieres darte cuenta, acabas compartiendo la mitad de tu
vida con otra persona, como si lo que empezó siendo un esqueje se
hubiese convertido en una planta gigante a la que hay que dedicarle
atención y cariño.

—Lo siento, me he equivocado —me dijo una vez.

Muy al principio, demasiado al principio de algo que traería cola durante cuatro largos años.

Yo tenía demasiadas dudas, nunca me había sucedido algo así. Nunca
había tenido ante mí la oportunidad de conocer a alguien y poder
empezar un proyecto de futuro.

Las cosas se habían torcido desde el principio.

*—Si ya me cuesta confiar en mí mismo, imagínate confiar
en otra persona —solté.*

Pero acepté, tragándome todas mis palabras, la ira, las dudas, mis
miedos y un sinfín de preguntas que tiré a la basura hace mucho
tiempo. Como si aceptando tuviese la oportunidad de vivir una experiencia inédita, como si me hubiese salvado.

Siempre acabamos viendo en el otro todo aquello que no hay en nosotros mismos. Por eso el amor es una salvación, un sentirse completo. En el otro empieza lo que en nosotros acaba. Se amplían los límites de nuestra personalidad, de nuestra experiencia, y entendemos a la otra persona como una extensión de nuestro propio ser. Sin embargo, los límites son importantes. Sin ellos, acabas por no saber dónde terminan tus dominios, te despersonalizas por completo, te dejas a ti mismo en solitario, sin saber dónde estás y cuáles son tus necesidades.

Todo fue una construcción de mi mente.

El amor es la cosa más maravillosa del mundo. Se abre paso sin querer, como un niño que descubre algo nuevo que le fascina y dedica un tiempo enfermizo a descubrir todas las posibilidades, queriendo beber de esa fuente todos los días sin cansarse. Todo, todo y todo. Todo para ti. Te permites regalar y regalarte todos los días sin pedir nada a cambio. Todo cobra sentido y dejas paso a una ilusión arrolladora que te permite ser la mejor versión de ti mismo. Y crees que todo es posible. Los problemas son nimiedades que ya se solucionarán con el paso del tiempo, te los echas a la espalda creyendo que hay espacio de carga suficiente.

Me enamoré. Tanto que volvería a enamorarme. Pero no dejé ni una gota para mí.

Ciego, corrí por los límites del otro que ya no eran ni los míos. La marca que me había prometido trazar estaba demasiado borrosa. Miraba a mi alrededor creyendo que todo era mío, nuestro.

El amor es la cosa más maravillosa del mundo, decía por aquel entonces.

Todo de boquilla.

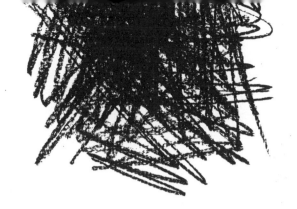

El día que descubrí que un hogar no es una casa

Me independicé.

No tenía las cosas muy claras; había demasiadas y algunas de ellas enquistadas, estancadas. Pensé en hacer una maniobra arriesgada y empezar de cero; me encanta esa sensación.

Un clavo saca otro clavo. Tapé el problema y dejé de mirar. Una amiga y yo decidimos ir a vivir juntos.

Una mala idea. Una mala idea para todo el mundo, pero, puestos a vivir una vida, me centré en la mía propia. A veces es necesario saltar a la piscina. Hay momentos en los que un cambio en tu vida se entiende como si fuese un divorcio, como si apostando por tu libertad los demás se quedasen al margen o les negases estar a tu lado. Mi entorno no reaccionó de la mejor manera. Suelo hacer las cosas pidiendo permiso con la boca pequeña, con el miedo de que al otro le pueda afectar mi decisión, centrándome muy poco en lo que yo sienta o necesite. La opinión de los demás se te clava en el pecho. Hay personas que tienen un don fantástico para barrer hacia su terreno. Dicen tener una personalidad muy fuerte; su opinión o su versión de los hechos se convierte en verdad absoluta. Sin embargo, cuando a estas personas se les cae la máscara, revelan una herida demasiado grande. Chillan y rabian con fuerza a los demás porque es así como se tratan a sí mismos.

Durante aquella época recogí opiniones de todo tipo. Como si yo no hubiera sido el dueño de mi vida.

—*Primero tienes que desatornillar esa madera* —dijo mi padre.

Yo lo miraba mientras, con el destornillador en la mano, me peleaba con el mueble de la cama que había sostenido mi cuerpo desde los quince años.

Era la sexta casa en la que habíamos vivido mis padres, mi hermana y yo.

Yo lo miraba con pena, me ponía triste saber que ya no sería igual. Mi hermana había hecho lo mismo cuatro meses antes. Se quedarían huérfanos y desamparados, sin bocas que alimentar y asumiendo el paso del tiempo. Sus hijos volaban del nido para empezar sus vidas. Allí estaba yo, desmontando el mueble de mi cama con la esperanza de que sostuviese mi cuerpo diez años más como mínimo. Sabía que mi madre lo iba a pasar peor. Mi padre lo lleva por dentro. Pero ella, con esa actitud graciosa que tiene siempre, cada noche antes de acostarse se preguntaría qué sería de nosotros mientras recorría la casa con la mirada.

Hoy pienso en el hogar.

Por aquel entonces tan solo pensaba en irme de casa.

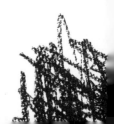

Un hogar no es un lugar, es un modo de convivir, una manera de hacer, un olor. Una palabra, la voz de tus padres hablando en una sobremesa con la tele de fondo, una energía que no se explica y tan solo es. Nosotros nos habíamos mudado muchas veces, no nos había ido muy bien a pesar de haberlo intentado con sangre, sudor y lágrimas. Nómadas, de casa en casa. Mis padres se han pasado toda la vida trabajando para salir adelante, pero en algunas ocasiones la vida no lo pone fácil. Ellos seguían remando. Mi hermana se había ido, pero yo aguanté un poco más en aquella casa, a su lado. Me daba mucha pena dejar todo aquello. Tenía la sensación de que cualquier otro lugar iba a ser peligroso si no estaba con ellos. Crecía sin querer, negándome a ello, disimulando que podía con todo lo que sucedía a mi alrededor. Un chaval haciéndose el hombre.

—Déjalo en el ascensor y lo cargamos todo en el coche.

Llegamos a aquel piso con olor a pintura. Dejamos la cama dentro de lo que sería mi nueva habitación. La casa sonaba a cada portazo, no había muebles que amortiguasen los pasos ni los golpes. Un silencio sepulcral. Monté la cama mientras mi padre me decía cómo creía que la podría distribuir. Todavía faltaban algunas cosas por llegar, prácticamente todo. Teníamos que hacer algún que otro viaje si queríamos sacarnos todo el trabajo de encima.

Un viaje.

Dos viajes.

Tres viajes.

Llené mi habitación de cajas que ocupaban prácticamente todo el suelo. Casi todo libros y ropa.

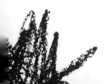

Mi padre me miró y me preguntó si iba a comer en casa, le contesté que no, que seguramente me quedaría ordenando cosas y preparando la habitación. Quería pasar mi primera noche allí. Me sentía como un niño pequeño abriendo su regalo de Navidad, descubriendo ese espacio y haciéndolo suyo.

Aquella noche dormí entre cajas.

No me daba cuenta, pero ya los echaba de menos.

...

Nos veíamos a veces. Los dos trabajábamos.

Pensé que sería diferente. Que haríamos nuestro aquel espacio que estábamos descubriendo.

Como un niño que aprende sobre el mundo, intentas abrirte a las experiencias. Descubres cómo llevar una casa, cómo escuchar una nueva voz en un espacio diferente.

Ya no está mamá, no está papá. El niño llora. Tienes que seguir adelante y negar al niño, eres un hombre. Volver a casa siempre es un error.

Tus problemas son completamente tuyos.

Tus pensamientos retumban con el eco de una habitación vacía. Llena de cajas, tus cosas. De nadie más. Las arrastras, las llevas a cuestas porque esa habitación solitaria será tu hogar ahora. Esos libros son el recoveco en el que se refugiará tu mente, una escapatoria.

Miras la ventana de tu habitación. No sabes qué decir, sigues acostumbrándote a una voz lejana que se te hace conocida, pero es diferente. Creías que alejándote podrías empezar de cero, que los fantasmas de cara blanca no te seguirían hasta allí, que se habían quedado en tu casa, con tus padres.

Cuatrocientos cincuenta euros.

Tapando problemas en una nueva habitación. Esa ventana. El árbol delante.

Apago la luz y me meto en la cama. La misma cama de siempre, pero ya no soy el mismo. No está mamá, no está papá.

Me tapo con la manta e intento dormir aterrado, ya vienen. Alguien ha tocado a la puerta, vienen a por mí.

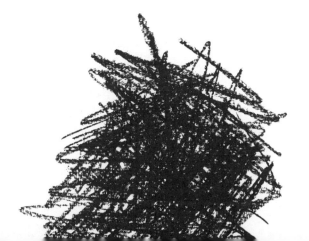

Adulto

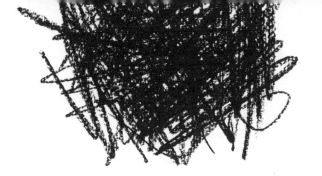

El día que tuve un día normal

Me levanto por la mañana, no me gusta desayunar. No puedo. Dejo que me ruja el estómago como si tuviese una orquesta sinfónica dentro. Tomo como mucho un café, siempre con leche de avena; la leche de vaca me sienta mal.

Nada más levantarme cojo el teléfono móvil y miro si tengo algún mensaje de Anna, mi representante. Sé que a primera hora de la mañana está a tope; todos los días hay alguna novedad. Siempre hay alguna marca que quiere que corrija algún vídeo, que cambie alguna cosa, o hay alguna cuenta pendiente de algo que se me ha olvidado acabar. Se me acumula el trabajo.

Mientras desayuno, escribo un esquema del contenido que subiré ese mismo día. Publico un vídeo todos los días; no se descansa ni un segundo. Si no tengo ninguna idea, me la invento. Me exijo una presión innecesaria que de alguna manera me ayuda a reafirmarme: tengo que hacerlo, es trabajo. Me repito: «Te ha costado mucho llegar hasta aquí». Escribo.

A mitad del desayuno, antes de acabar, me lavo la cara. Tengo la idea. Grabo corriendo, con el pijama puesto y alguna legaña correteándome por la cara. Edito. Dejo el vídeo guardado en el teléfono hasta que llegue el momento de publicar y miro los números. Abro otra aplicación, miro cómo está el patio, si todo sigue en orden...

Me llama Anna. Me dice que hay algo urgente que necesita para antes de la una del mediodía. Le digo que vale y me pongo a ello. Me cambio de ropa, coloco la luz, grabo y vuelvo a editar todo lo que tenía, aplicando los cambios.

Me vuelve a llamar. Dice que recuerde que hoy me llega un paquete que estamos esperando para poder grabar otra colaboración. El cartero todavía no ha llamado, no saben dónde está el paquete, y el vídeo tiene que quedar grabado para mañana.

Cuelgo y acabo de grabar. Llego tarde al teatro. Hoy nos han citado a las tres de la tarde porque hay cambios en el reparto, se estrena otra persona. No me va a dar tiempo a comer, no tengo hambre. Llevo días haciendo el tonto con la comida. Corro al baño y me ducho rápido mientras miro el teléfono móvil a ver si me responden, si hay novedades sobre lo que acabo de enviar.

Salgo de la ducha. Recojo el desayuno. Me he vuelto a despertar demasiado tarde.

Salgo de casa. Me llama Anna. Dice que me he olvidado de grabar un detalle, que corrija el vídeo y se lo vuelva a mandar. Le están poniendo bastante presión. Le digo que se lo mando más tarde, pero que hoy lo tiene.

Cojo el metro. Llego al teatro. Hacemos un pase de la obra para el compañero que se estrena hoy. Busco un rincón donde poder grabar otro vídeo. Lo grabo mientras mis compañeros se maquillan y se preparan para empezar un pase de la obra.

Mensaje: el paquete se ha perdido. Mañana me tocará pelearme. Entra el público. Me cambio.

Dejo el vídeo enviado.

Empiezan los nervios.

Canto la primera canción, la que más me cuesta porque la cabeza todavía se está colocando en su sitio.

Llegamos a la mitad del pase, falta poco para acabar.

Aplausos, público en píe. Nos miramos todos sabiendo que nos podremos beber una cerveza al salir del teatro, justo en el bar que hay al lado.

Tomamos algo mientras leo los mensajes que hay en mi teléfono.

Anna me ha llamado dos veces, tengo tres mensajes suyos. Le corre prisa el vídeo y me tengo que ir a casa. Siempre corre prisa todo, todo el mundo quiere las cosas para ya de ya, vamos tarde. Anna tiene mucha paciencia conmigo, trabajamos muy bien.

Llego a casa corriendo, mi nuevo hogar. Saludo y aviso que me voy a la habitación a grabar.

Lo hago. Respiro fuerte, tengo un poco de ansiedad. No quiero gritar mucho porque los vecinos duermen, son las doce de la noche. Grabo como puedo. Edito. Se lo envío a Anna, que lo verá mañana a primera hora.

Mañana me toca clase a las ocho y media. Tengo que estudiar. He vuelto a la universidad para acabar la carrera.

No me gusta ese sitio.

Recojo la habitación.

Me tiro en la cama. Todo va muy rápido y me cuesta dormir.

¿Me hace feliz todo esto?

Adulto

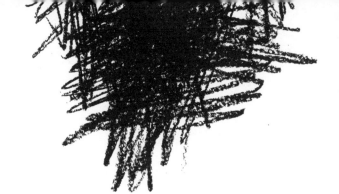

El día que vi las estrellas

Es normal estar nervioso antes de una función. Trescientas veinticinco personas, la sala llena.

Llevamos tres años haciendo un musical. *Sold out* casi todos los días. El público acaba de pie. Tu vida cobra sentido de nuevo.

Has vuelto a hacer un viaje, como si esa obra fuese una metáfora de la vida, de tu propia vida. Intentando atacar perfectamente todo lo que haces, cada frase y cada canción; siendo lo más preciso que puedes con todo lo que la gente está viendo de ti; intentando disfrutar del momento con los compañeros con los que llevas trabajando tanto tiempo. Tres años han pasado ya.

Mi familia.

Muchas horas ahí metido con gente a la que quiero y admiro.

Le doy un beso a Mónica y le digo que la quiero antes de empezar. Ella sabe que no estoy bien.

Miro a mi izquierda mientras escucho el ruido del telón que se abre y empiezan a sonar los primeros acordes de la canción con la que abrimos el espectáculo.

No estoy bien. Pienso demasiado. «Iker, vamos, arranca».

Salgo y empiezo a cantar. «Iker, sigue».

«IIker, la gente se está dando cuenta de que no estás bien». «Iker, para. ¡No! Sigue».

«Iker, lo estás haciendo fatal».

Sigo cantando y veo las cabezas de la gente, mirándome atentos. Se me clavan sus ojos como si fuesen cuchillos.

«Iker, sal corriendo». «Iker, se te acaba el aire».

Empiezo a ver pequeños destellos de luz mientras sigo haciendo como si nada. Canto, sigo cantando. Pero tengo ganas de llorar.

Mientras continúo cantando, me siento, como si formase parte de la acción, en una butaca que pertenece a la escenografía. Hago como que me ato los cordones, pero sigo cantando.

Empiezo a ver blanco.

Me levanto de repente, entra el resto de los compañeros.

...

Pasa una hora y media, el público en pie.

Mónica me mira y sabe que no estoy bien. Durante la función me ha hecho una sonrisa dibujándosela en la cara con sus propios dedos como diciendo: «Iker sonríe, tienes mala cara». Le hago caso, ella me cuida.

Sudando, me abraza delante de las trescientas personas, que aplauden. Me mira y me sonríe.

Nadie se ha dado cuenta de nada. Yo me estoy dando cuenta de todo.

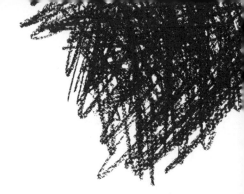

Se llama ansiedad, no son nervios, imbécil

La ansiedad no es ninguna tontería. Afecta al 6,7 por ciento de la población en nuestro país; más de doscientos sesenta y cuatro millones de personas la sufren a nivel mundial. Y ya se han dicho muchas cosas sobre ella. Casi todo el mundo sabe lo que es. Algunos la padecen. Otros creen que no existe y quizá no la detectan cuando aparece en sus vidas. Atribuyen los síntomas a un estado de nerviosismo por un momento concreto de su vida o simplemente por haberse amorrado a una cafetera, o la viven como una sensación de euforia o excesiva energía. Lo cierto es que la persona que sufre este estado nervioso cree que jamás logrará salir de ahí, que vivirá anclado a él toda la vida.

A mí me decían que era una persona excesivamente nerviosa. Llevo la mitad de mi vida creyendo que no dormir por las noches era algo que le sucedía a todo el mundo, que los nervios en la barriga y el temblor en las manos antes de un acontecimiento importante eran lo más normal del mundo. Lo mismo que las náuseas por la mañana, el no conseguir que tu mente desconecte ni un segundo, todas esas cosas que a veces damos por sentadas en nuestra vida hasta que alguien nos dice que, quizá, no es tan normal que hayas bajado de peso tan rápido. La ansiedad es un gran fantasma, el gran fantasma de nuestro tiempo. No somos capaces de imponer nuestro propio ritmo, dejamos que sea un estilo frenético el que dictamine con qué velocidad debemos conducir nuestras propias vidas. Hay momentos en los que el trabajo, las relaciones sociales y el ambiente en el que vivimos marcan mucho la diferencia entre tener una vida sosegada y tranquila o una marcada por la velocidad y los estímulos constantes.

Todo va excesivamente rápido. Nos hemos vuelto unos locos del trabajo, unos locos de la comparativa y del sueño americano. Nos hemos creído esas patrañas de que quien más trabaje más feliz será, convirtiendo la felicidad en sinónimo de dinero y poder. ¿Cómo voy a dormir bien si me paso el día trabajando y comparando lo que hago con lo que hacen los demás? Es increíble la cantidad de veces que me he quedado mirando en el teléfono móvil fotos de gente a la que conozco, tratando de adivinar si son realmente felices, si lo que yo veo en una fotografía se corresponde verdaderamente con la realidad que están viviendo. La comparación constante nos hace ser tremendamente infelices. Y es que todo el mundo tiene problemas. El prisma de cada vida es mucho más complejo que lo que vemos en una simple imagen.

A mí me encanta mi trabajo, pero también he tenido algunos en los que no he encajado nada, en los que he sentido que estaba «alquilando mi cuerpo» por un mísero sueldo con el que sufragar mis necesidades. Es increíble que sigamos midiendo nuestra felicidad no por lo que somos, sino por lo que hacemos, por nuestras aptitudes en función del cargo que desempeñamos en una empresa o en la vida, como si sentirnos importantes fuese lo único relevante. Es curioso que se nos llene la boca cuando decimos que tenemos un cargo de importancia, cuando oímos a otro decir que lo han ascendido, como si no existiese nada más. Parece que no entendemos la vida sin hacer. Somos prisioneros de la acción, de quemar la gasolina mental que albergamos en la cabeza.

Imagina que de repente tu mundo se detiene, que, por lo que sea, te ves obligado a pararlo todo, a dejar de trabajar y de hacer todo aquello que te gusta. Imagina por un momento que estás encerrado en esas condiciones. ¿Cómo serían tus días? Podrías descansar, sí, pero cuando se acabara el descanso, ¿qué harías? Quizá buscarías libros, películas, entretenimiento, esperarías a que las cosas se solucionaran para volver a lo que era tu vida de antes. Imagina también que ya has agotado todas las alternativas de entretenimiento posibles y que llevas unos meses así, que intentas aferrarte a cualquier cosa para poder seguir cuerdo, empiezas a estudiar algo que te apetecía, todo eso antes de ponerte a pensar en aquello de lo que quizá no te ocupas mientras estás buscando en qué invertir tu tiempo: tú mismo.

Eso me sucedió a mí durante el confinamiento. Intenté buscar mil maneras de entretenerme, descansar y no pensar en todo lo que estaba sucediendo. Fueron tiempos difíciles para muchísimas personas. Estábamos viviendo algo totalmente devastador y la información nos llegaba con cuentagotas; encerrados en casa intentando seguir con nuestras vidas, con pocas herramientas y habituándonos a una situación completamente desconocida. Recuerdo días en los que había agotado toda vía de escape, no había nada que no hubiese intentado ya para salir del tedio. Buscaba alternativas, pero todo acababa en el mismo lugar: encontrándome. Llevaba un mes intentando evitarme cada vez que me veía a mí mismo por los pasillos. Por mucho que intentes huir de ti mismo refugiándote en la acción, tarde o temprano acabas enfrentándote a las mismas preguntas, buscando el sentido de por qué haces lo que haces, el sentido que quieres darle a tu vida, la importancia de todo lo que te rodea, etc. Y cuando no sabes la respuesta, porque no la hay, aparece la ansiedad y te das cuenta de que estás más perdido de lo que pensabas, porque todas aquellas cosas que conforman tu vida ahora mismo no son más que ruido, cosas que se van sucediendo las unas a las otras. A algunas les das más importancia que a otras y, cuando sucede algo realmente importante, algo vital que le quita valor a todo lo demás, te das cuenta de que, en realidad, lo único importante es cuidar de ti y de los demás. Todo aquello que creías imprescindible desaparece con un golpe de viento, no hay nada tan importante en esta vida.

Aprender a relativizar es un arte que pocas personas dominan. Lo importante siempre es mantener el equilibrio. Reconocerse e identificar qué es lo que nos genera ese estado ansioso será lo que a la larga nos evite cientos de situaciones complicadas. Aceptarse en la vulnerabilidad y reconocer que estamos pasando un mal momento es el primer paso para poder convivir con la ansiedad siempre que aparezca. La vida es una balanza en la que a veces nos pasamos los días intentando evitar ciertas situaciones, acogiéndonos a esa acción de la que hablábamos antes o sumergiéndonos en nuestro pensamiento, dándole forma a nuestros fantasmas y pensamientos más oscuros. Sin embargo, cuando conseguimos convertir esos pensamientos oscuros en acciones para solucionar los problemas, no solo aprendemos que podemos gestionar lo que nos generaba tanto terror en la mente, sino que también nos damos cuenta de que la situación no era tan grave como estábamos imaginando y, por lo tanto, la ansiedad desaparece considerablemente.

Todos la vivimos de una manera diferente. Lo que para mí es ansiedad quizá para ti no lo sea. Puede que una misma situación la gestionemos de distinta manera. Por eso es importante no prejuzgar jamás cuando veamos que alguien padece un estado ansioso. Quizá para ti sea una absoluta tontería y no entiendas cómo puede generarle ese estado, pero la cosa siempre viene de lejos. Lo que vemos es la punta del iceberg. Hay muchos otros factores que la activan de esa manera, impidiendo ver la luz al final del túnel. La ansiedad es una gran mentirosa y se cuela en nuestras vidas sin que lleguemos a detectarla a tiempo, sin que sepamos al cien por cien qué es lo que nos sucede. Como ya he dicho, es totalmente normal tener ansiedad. Hay momentos en los que es necesario que esté y que se active, que actúe como mecanismo de defensa ante una situación de riesgo. Lo que no es normal es vivir con ella desde que te levantas hasta que te vas a «dormir».

Recuerdo cuando la detecté por primera vez. Estaba paseando y me dio la sensación de que el mundo en el que vivía era extremadamente pequeño. Miraba al cielo buscando una salida. Necesitaba aire, como si se me hubiese acabado la última gota. Me tuve que sentar en un banco del parque en el que estaba porque no fui capaz de calmarme, no entendía lo que me estaba sucediendo. Con los años y la terapia, aprendí que mi historia con la ansiedad llevaba un largo recorrido. Como ya habréis leído, hay capítulos en mi vida en los que gestionar determinadas cosas se me hacía muy difícil, no podía avanzar. Mi mente me impedía ver con claridad todo lo que estaba ocurriendo a mi alrededor, quitarle hierro al asunto y afrontar la situación siendo sincero conmigo mismo, reconocer que no era tan importante lo que me estaba sucediendo, que la bola solo era grande en mi cabeza. Después de algunas sesiones, cuando consigues empezar a trabajarte a ti mismo, inevitablemente hay cosas que se colocan en su sitio, mueves recuerdos, y tu historia te da una visión en perspectiva de todos los acontecimientos que han sido importantes y que han marcado un antes y un después en tu vida. Después de empezar la terapia, observé que llevaba toda la vida viviendo principios de ansiedad, muchos momentos en los que los picos eran tan grandes que pensaba que me estaba volviendo loco, que era la única persona a la que le sucedían esas cosas. Sin saberlo, seguía con mi vida, intentando que desapareciese esa sensación con ayuda de mil potingues e infusiones relajantes, creyendo que solo era una persona nerviosa enfrentándose a un mundo gigante. Por eso es tan importante saber detectar cuándo está descompensada la balanza, porque te das cuenta de que quizá han sido muchas las situaciones en las que te estaba afectando la ansiedad sin saberlo.

Es importante que dejemos de romantizar la ansiedad, que hablemos de ella con propiedad, aportando granitos de arena para que quien la padece se sienta identificado; que no tengamos miedo a reconocerla en nosotros mismos, a aceptarla y a pedir ayuda cuando la estemos sintiendo de manera desproporcionada; poder parar el mundo cuando se nos quede pequeño, porque nada es tan importante como nuestro propio bienestar. A veces se nos olvida y, por no querer llamar la atención, pasamos un mal rato. Permitámonos reconocernos en la vulnerabilidad y explicar al otro cómo nos sentimos con sinceridad. No hay nada más bello que compartir si realmente lo hacemos desde el corazón, no importa quién tengamos delante. Hay personas increíbles dispuestas a ayudar, pero solemos pensar que no. Hay gente que puede escucharnos cuando nos dé un ataque de pánico en el metro, cuando creamos que se nos acaba el aire. Hay gente que, sin conocerte de nada, puede comprarte una botella de agua para que bebas, que te esperan hasta que se te pase el mal trago, gente anónima que realmente está dispuesta a ayudar ante situaciones así. Prediquemos con el ejemplo y ayudemos siempre que podamos. Nunca sabemos cuándo nos tendrán que ayudar a nosotros. No tengamos miedo a contar nuestras penurias mil quinientas veces, a desahogarnos siempre que lo necesitemos con las personas a las que queremos. Si realmente quieren estar, nos aguantarán la cabeza mientras lloramos las veces que haga falta.

La ansiedad es necesaria, pero en su justa medida. Desproporcionada es una auténtica mierda. Quiérete a ti mismo y trata de hablarte con respeto. Lo haces siempre lo mejor que puedes.

Sé sincero contigo mismo y no te castigues.

Tus problemas a veces no son tan grandes como los ves en tu cabeza; cuando soluciones lo que hoy se te hace una montaña, verás que es igual de grande que una hormiguita.

Acepta tu miedo, la perfección no existe.

Cuéntale al otro cómo te sientes, que quizá no tienes un buen día.

Y si se te acaba el aire, que sea de abrazarte a ti mismo con todas tus fuerzas.

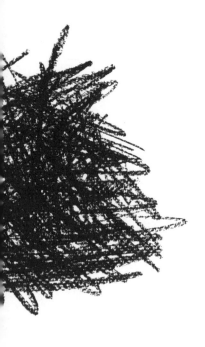

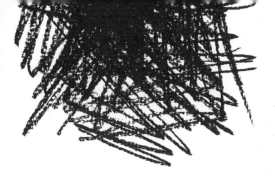

El día que maté a Cupido

La historia se acabó.

No sé ni por dónde empezar.

Es muy difícil intentar hacer como si nada hubiese pasado cuando te han partido el corazón en mil pedazos. ¿Cómo borrar la huella de algo que había estado dentro de ti, que conocía todas y cada una de tus versiones, y ahora nada? Disocio todo el día. Trato de hacer cosas, pero me da la sensación de que el día pasa lento, como si fuese un sueño, o más bien una pesadilla. Solo que nadie me dice que despierte y no suena ningún despertador. Quemarlo todo. Como si no hubiese existido. Empaqueto las cosas y las guardo debajo de la cama, queriendo que se las trague el polvo. Y salgo a la calle con la misma cara que ponía Bette Davis en *¿Qué fue de Baby Jane?*, esbozando una sonrisa de psicópata, ido, completamente ido y con el corazón en un puño. Hago como si nada. Y los días pasan lentos. Me quedo empanado mirando a la gente como si no hubiese pasado absolutamente nada. Todo sigue igual, pero es diferente. Siento como si tragara agua, como cuando estás en la piscina y se te mete el sabor del cloro por la nariz: pica, escuece, pero intentas seguir nadando mientras expulsas como puedes el agua, que te deja un sabor asqueroso, recordándote que casi te quedas sin aire ahí abajo. Mi rutina sigue siendo la misma. Publico vídeos bajo la ley del más, más y más. No paro de trabajar. No lloro una gota. Tardo días, un mes en salir del

Adulto

estado de shock en el que estaba sumergido. Trabajo, trabajo, trabajo. Me han abandonado, más trabajo.

Veo a lo lejos una montaña de cosas que se me acerca poco a poco. La intuyo, está ahí. Yo hago como si nada. Intento creer que desaparecerá cuando deje de mirar. Se está formando un ejército de fantasmas de cara blanca, escucho a lo lejos los tambores que anuncian que la guerra está próxima.

Destinados al fracaso.

Buscar el afecto en otra persona que sabes perfectamente que no era para ti. Querer cuidar sin ser cuidado. Hay tantas maneras de cuidar a alguien... Cuidar no es regalar lo más caro; no es estar ahí todo el día sin saber hacia dónde van las cosas; no es hacer como que se escucha, poniendo solo los oídos; cuidar es algo tan frágil y delicado que cuando quieres darte cuenta se te escapa entre los dedos.

Y el ansia.

El ansia lo mata todo. Y la rutina también.

Callar y aguantar aun sabiendo que quizá seas un infeliz toda tu vida.

Estar con alguien jamás debería ser querer cambiarlo. Creer que puedes cambiarlo. Querer proteger a un animal herido que suplica clemencia dentro de una caja, creer que vas a convertirlo en su mejor versión porque vas más allá y comprendes su esencia. Sabes que en el fondo siempre hay algo bueno, que sus intenciones son buenas, pero es un animal, solo entiende de impulso, instinto, un ser nada racional. Aceptas cuidarlo porque no hay nada mejor, no encuentras nada mejor. Cuidar como no te han cuidado a ti y aceptarte cuidando al otro, no siendo tú mismo. Sientes que encuentras un lugar o que el lugar te encuentra a ti, y consientes, te conformas con las sobras. Y ahí lo tienes. El tiempo se presta a ofrecerte una ilusión óptica que sabes que hace aguas por todas partes. Te crees una mentira. La vives.

Las personas no cambian, las circunstancias sí. La vida es un ciclo constante en el que repetimos patrones, incluso sin saberlo. Yo veía a mi padre. No lo dije nunca, pero lo pensé. Veía su furia, su desenfreno, su sed de vida y toda su locura de juventud, sus excesos. En el fondo era bueno, me repetía. En el fondo es bueno. Tuve que bucear demasiado para encontrar pececillos de colores, algo que mereciese la pena, tanto que cuando quise mirar arriba el sol había desaparecido y tenía el agua al cuello.

Culpa mía. Tremendo jardín.

—*Otra oportunidad, lo siento.*

He abierto el teléfono como remedio paliativo. Quiero quedar con alguien, que me den cariño. Miro los mensajes. Soy completamente consciente, pero quiero ser un ignorante durante treinta minutos, exactamente lo que dura un polvo promedio, un plis plas rápido que me haga sentirme un poco querido. Me agarro a esos tópicos de mierda: «Un clavo saca otro clavo». Aunque duela, aunque no me guste, aunque sea feo y no me atraiga lo más mínimo. Estoy vacío de amor propio, no me queda ni una gota. Pero sé por qué lo estoy haciendo: porque necesito que alguien me diga que todo esto es mentira y que no estoy loco, que alguien llore conmigo todo mi dolor, poder sentir que alguien vuelve a cuidar de mí. Regalo mi amor al mejor precio, un intercambio por un poco de afecto, la caridad miserable de alguien que ya no sabe dónde está ni quién es. Un amor propio devaluado a tan bajo precio que hasta los mendigos emocionales lo usan para limpiarse los zapatos.

Me han escrito cuatro chicos:

Uno que quiere quedar conmigo. Me da plantón.

Otro va borracho y dice que quiere dormir conmigo y fregar su cuerpo contra el mío.

El tercero quiere empotrarme.

Y el cuarto me contesta: —*Ya quedaremos si eso.*

Bloqueo el teléfono y me tiro en la cama sintiendo que nadie me quiere, estoy solo. Os juro que si encuentro a Cupido le pego una paliza, puto enano hijo de puta.

E inevitablemente vuelvo a pensar en los ojos de Daniel, tan azules que desde la superficie se podían ver los peces que nadaban en el fondo del mar.

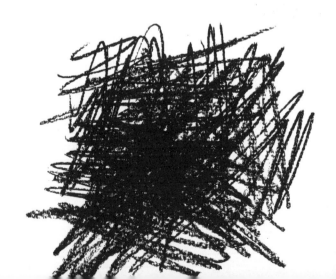

Pobrecito de mí

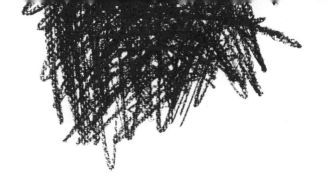

Quien bien te quiere te hará llorar / El amor duele

Sabes que no lo has superado cuando, a pesar de la distancia, lo ves en todas partes.

El amor es una cuestión de confianza. Yo decido cedérsela a la otra persona sin esperar nada a cambio, desinteresadamente, pero creyendo que el otro también tendrá en cuenta mis necesidades y me tratará como lo trato yo, que nunca me faltará su afecto, siempre estaré acompañado, nunca solo; entendiendo la soledad como algo nocivo, algo negativo que solo experimentan las personas que jamás llegan a ser felices. Me creí esa idea de amor romántico que sale en todas las películas y que supone que necesitas al otro y su compañía para no caer en el olvido, que entiende una ruptura como un desgarro emocional y no como un cambio de fase. El amor duele. Pero no necesariamente debe doler: un amor libre no es doloroso. Lo que duele siempre son los actos y sus consecuencias. El amor por sí solo no duele, lo que duele es la mentira, el callarse las cosas, las palabras que no salen con sinceridad de la boca del otro, el querer que sea uno de los dos quien dé el primer paso porque hacerlo y reconocer una verdad evidente da mucho miedo. La sinceridad aterra, pero es liberadora. El amor también lo es.

Me he pasado toda la vida buscando ese amor que no existe, escuchando esa voz en mi cabeza que me dice que habrá alguien que es para mí, necesitando agarrarme a otra persona por creer que podría salvarme. Como si no pudiese encontrar esa paz estando solo. Como si me negara a creerme la realidad, a pesar de saber, de alguna manera, que me estoy equivocando. Falto de amor, falto de afecto, pedigüeño emocional que se agarra a cualquier persona que sea capaz de darle algo de cariño, aunque sea nocivo, me he metido mil veces en la boca del lobo, sabiendo que ese no era mi lugar, sabiendo que la persona que tenía delante no me correspondía de la misma manera, recibiendo desprecios y frialdades a cambio de palabras de amor, esperando constantemente un cambio que jamás llegaba, una promesa por parte del otro como si yo supiese que en algún momento las cosas iban a cambiar. Cuántos hombres, cuántos traumas, cuántas veces me habré conformado con lo primero que se me ha presentado sabiendo que ese no era el lugar al que pertenecía, creyendo que no iba a encontrar nada mejor porque a veces me veo como un ser insignificante. Cuando te conformas, estás muerto.

Y la confianza. Donde hay confianza da asco. Permito que el otro me hable mal, que me trate como quiera, construyendo en mi cabeza una relación que no existe, que no es real. Cuando se traspasan finas líneas, todo vale. Caemos en el error de creer que debemos compartirlo todo con la otra persona, cederle nuestro espacio vital y emocional a ciegas para que sienta que estamos ahí, que lo comprendemos y lo queremos incondicionalmente, negándonos a nosotros mismos la soledad del secreto o de nuestra propia conciencia. No hay que compartirlo todo. No hay nada peor que vivir en la mentira, en el silencio de alguien que no comunica lo que siente, en el no pararse a hablar las cosas cuando surgen. Porque así lo que haces es construir la relación desde tu mente. Idealizas tanto las cosas y creas remaches mentales tan grandes respecto a esa persona que nada tiene que ver tu realidad con lo que realmente es, y dejas de creer en la opinión de los demás, defiendes actitudes y comportamientos del otro que no se corresponden con el tipo de persona que has sido siempre, te engañas, vives en un lugar en el que, por no volver a sentirte solo, sigues con una relación que no te hace feliz. El cambio nos aterra, pero es más aterrador vivir una vida en la que te has olvidado de quién eres, una vida en la que parece que sean los demás quienes eligen todos y cada uno de los pasos que debes dar.

Primero tienes que quererte a ti mismo.

¿Pero cómo se hace? Que alguien me explique cómo se empieza a querer uno mismo para que lo quieran los demás. El amor no es un manual que entienda de tópicos, el amor es salvaje y por más que intentemos ponerle palabras, nace hasta de superficies inertes de las que jamás dirías que pudiera crecer algo. Nos hemos creído un amor que no nos corresponde, un amor que no es el amor real. Las relaciones son complejas y están vivas; no podemos romantizar constantemente todo, no todo es ese tipo de amor. Las pequeñas cosas siempre son las pequeñas cosas, con las que te acabas quedando después de la tormenta; las que surgen con el paso del tiempo después de una ruptura dolorosa, las que te hacen aprender y saber qué es lo que quieres y lo que no; a las que te agarras cuando tomas decisiones importantes, cuando te ves con el agua al cuello y piensas: «¿Soy el único al que le pasa esto?».

El amor es libre, debe ser libre. Hacia los demás y hacia uno mismo. Debes verte como el mejor de tus invitados, tratarte así. Las personas que te quieren lo seguirán haciendo pase lo que pase, tomes las decisiones que tomes; ellos te seguirán si realmente lo creen conveniente. La vida nos pone en el camino a personas que nos enseñan cosas maravillosas, pero no todo dura para siempre. Hay relaciones que se acaban, tanto de pareja como de amistad, gente que se desengancha de manera natural de nuestra vida porque quizá un día tomamos una decisión, cambiamos nuestro punto de vista. Adiós. Las cosas siguen su curso natural, no podemos exigirle a nadie que siga en nuestra vida si no quiere hacerlo. Hay gente interesada, gente que nos exige demasiado, gente pesada, etc. Y nos pasamos la vida creyendo que los demás deben hacer cosas por nosotros, que tienen la culpa de que en muchas ocasiones nos sintamos mal, raros, traicionados, etc. Cuando una persona actúa desde la bondad, sin pedir nada a cambio, sin exigir a los demás absolutamente nada, es libre de hacer con su vida lo que quiera. Lo que sucede es que no todo el mundo sabe vivir sin dar explicaciones. A veces nos hacen sentir mal por tomar ciertas decisiones que no hemos comunicado, nos exigen una atención, un apego y una necesidad de «estar ahí» que no es otra cosa que un viaje que no nos pertenece. Si no he respondido tu mensaje, no es porque no quiera saber nada de ti; si pasan días sin que te pregunte cómo estás, no es que no te quiera; si crees que hago todas esas cosas de manera intencionada es que quizá no me conoces tanto como dices. No le debemos nada a nadie, nunca. Las relaciones que son libres son las que más prosperan. Cuando exigimos al otro, inevitablemente lo llevamos a sentirse en deuda con nosotros, alejamos el foco de la autocrítica y nos olvidamos de preguntarnos a nosotros mismos: «Cuando él estuvo así, ¿yo dónde estaba?». Entonces las respuestas disminuyen y el silencio se abre paso.

El amor no hace daño, el amor se transforma. Lo que duele no es el amor, es la persona que hay detrás de quien lo usa para su beneficio propio.

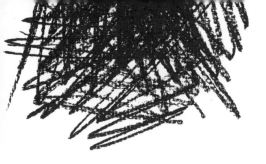

El día que no pude con todo

Me mira a los ojos y me pregunta:

—*¿Cómo estás?*

Hoy no tengo un buen día.

Es uno de esos días en los que siento que estoy completa y absolutamente fuera de mí, como si me hubiesen sacado el alma. Disocio todo el rato y me paso la tarde procrastinando, sin un rumbo fijo; pospongo todos mis planes, y hasta meterme debajo de las sábanas se convierte en una tortura. Es mi cabeza. Me da la sensación de que todo aquello que creí que me iba a hacer feliz, a estas alturas solo es una mentira, una ilusión. Como si viese mi vida y no fuese mía.

Alguna vez he pensado en que me fliparía arrancarme la cabeza de cuajo y dejar de pensar, cortar en seco el flujo constante de ideas, pensamientos, ruido a toda velocidad. Un sonido eléctrico que no para en ningún momento. Me cuesta dormir mucho por las noches. Empiezo a escuchar mis propios pensamientos, como si mi mente fuese un vertedero y durante el descanso saliese a la luz toda la morralla de la jornada que hay que desechar. Intento dormirme apartando todo el ruido que hay ahí dentro, pero es como tratar de hablar en un bar lleno de gente.

Me despierto a las cuatro de la mañana sin saber dónde estoy.

Mi cabeza funciona de la siguiente manera: cuando no hay ningún peligro aparente, lo busca para encontrarle sentido a mi existencia. Mi madre siempre me ha dicho que me preocupo demasiado, que todo me da miedo. Es verdad. A veces, me dan miedo tantas cosas que me pregunto cómo soy capaz de tener una vida normal.

El miedo es la peor sensación que una persona puede experimentar.

En mi caso siempre actúa de la misma manera. Se me cierra la boca del estómago, se me pone mirada de espanto y no dejo de tener pensamientos recurrentes que empeoran la situación. Y entro en pánico.

Pienso, pienso y pienso.

Mi cabeza es una lavadora dando vueltas. Estoy tocando fondo.

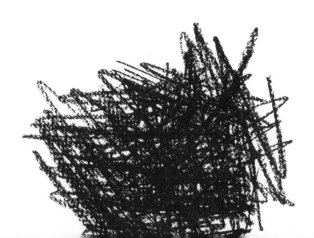

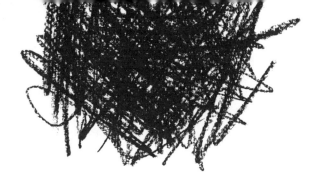

El día que me sentí solo

En aquella época no paraba de recibir mensajes todos los días, mensajes que a día de hoy contesto a veces, cuando veo que me apetece. «Iker eres el mejor», «Me encantaría que fuéramos amigos», «Que persona tan divertida eres, seguro que salir contigo es una maravilla». Todo el rato.

Las pantallas nos ciegan, vivimos en la era de la imagen y no somos conscientes de la cantidad de estímulos que podemos recibir a lo largo del día: avisos, anuncios, palabras, colores, cosas que alguien muy inteligente ha creado para que se nos genere una necesidad que cambiará nuestras vidas. Pensamos que somos dueños de nuestro destino, que realmente podemos elegir lo que creemos que nos hará o hace felices. Sí, a veces sí. Pero como seas una oveja descarriada que no sabe qué camino escoger, las opciones se te acaban porque ya hay «alguien» escogiendo por ti.

Recuerdo que empecé por casualidad, sin esperar nada, sin buscar nada. Simplemente me grababa y veía que a la gente le gustaba. Una amiga me dijo: «Hazte una cuenta de TikTok». Al principio creí que eso no era para mí, pero por probar no pasaba absolutamente nada. Lo hice y la cosa funcionó bastante bien. No era un éxito apabullante, pero las cosas empezaron a cambiar. Me llamaban de Madrid para hacer alguna entrevista, aparecer en algún programa; me salieron mis

Adulto

primeras campañas. Ganaba algo de dinero, y el dinero siempre te salva. Sentía que de repente había una voz dentro de mí que empezaba a «ser importante»; la gente escuchaba mi opinión, me respetaba. Las cosas empezaban a cambiar cada vez más rápido y yo seguía siendo el mismo. Grababa vídeos todos los días sacando chistes de debajo de las piedras, de donde fuese. Me daba igual, me buscaba la vida. Le preguntaba a la gente: «Dime cosas que odies del día a día», «Dime algo que te dé mucha rabia». O me decían: «Podrías hacer un vídeo sobre esto». Lo hacía. Todo por los vídeos, por el contenido. Vives por y para el contenido. El dinero se escapa, la vida se escapa y ves tu futuro lejos si cada día no subes un vídeo, si no le das comida a ese bebé que todos los días te pide de comer.

Era mi patio particular, como si hubiese encontrado después de tanto tiempo el motivo por el que seguir adelante: hacer reír a los demás. El patio de mi colegio, el parque donde jugaba. La gente me aplaudía. Me había salvado y veía claro que eso era lo que debía hacer con todo lo que tenía: ofrecérselo a los demás y no quedarme nada para mí. Como invitar a alguien a tu casa, abrir la nevera y no parar de ofrecer cosas hasta arrasar con todo lo que hay dentro: «¿Quieres otra cerveza? Hay que bebérselas, están para eso, hombre...». Pero había gente, que me decía: «A mí no me dais nada de envidia, ¿eh?», «Creo que es un trabajo de mierda, sinceramente». En ese momento no sabía qué decir, me los quedaba mirando, tomándomelo como los golpecitos que a veces la gente necesita dar en el ego de los demás porque se siente insegura. Me encontraba con personas que necesitaban sentirse importantes al creer que yo lo era más que ellos simplemente por el número de seguidores que tenía. Cuando alguien reaccionaba así, sentía que incluso algo con lo que era «feliz», que me hacía por fin sentirme pleno, realizado y que la gente conectase conmigo, no era suficiente.

Nunca es suficiente. Siempre más, más, más... Hay que producir.

Tengo que hacer felices a los demás.

La gente me escribía. Yo leía los mensajes en la cama sintiéndome la persona más vacía del mundo. Disociaba todo lo que me sucedía y me ponía una máscara tan grande que conseguía arroparme con ella. Me escondía de los demás y de mí mismo.

Salía a la calle y de fondo a lo mejor escuchaba: «¿Ese no es el de los vídeos?». Y pensaba que no era suficiente, que tenía que trabajar más. Seguir.

Lloraba por las noches, encerrado en mi habitación.

Y más mensajes: «Ojalá nos conociéramos y nos pudiéramos echar unas risas».

Personas a las que seguía desde hacía mucho tiempo, a las que admiraba o había visto en televisión empezaron a seguirme, me mandaban mensajes, etc. Sentía que esa vida no era la mía. Parecía que estuviese formando parte del juego, como si todo aquello por lo que había luchado y peleado de repente hubiera empezado a tomar forma delante de mí. La gente creía que yo era alguien, pero yo seguía siendo el mismo. Pensaba y pienso que lo importante siempre es la persona que hay detrás, que da igual lo que seas como artista o lo que vean de ti, siempre es la persona. Sin embargo, a veces solo importa el número. Te decepciona bastante ver gente que se rige solo por el par de millones de personas que te siguen en alguna red social, da igual la que sea. Como si con cada cambio de número estuvieses ganándote una posición social, ser alguien. Yo seguía siendo el mismo. Sin embargo, todo cambiaba.

Algunas veces conocía a alguien que me caía fatal y, por no ser un maleducado, le contestaba e intentaba ser cortés, que no se me

notase mucho. Alguien decía: «Hostia, Iker hace vídeos en Instagram», y de repente esa persona se convertía en mi mejor amiga,
como si todo el desinterés que tenía al principio fuese la antesala de
una fiesta sorpresa por mi cumpleaños.

Parece que a veces las personas solo queremos una cosa: sentir que
tenemos el poder, el control absoluto de la situación, y que nos reco-
nozcan por ello, como si el sentimiento de importancia fuese lo realmente interesante en la vida. Cuántas personas hay en el mundo
escondidas tras una piel de cordero cuando, en realidad, es un lobo
el que rige su vida, gente triste que, instalada en el «yoísmo», no sabe
ver más allá de sus propias narices. No ven la otra parte de la vida,
no son siquiera conscientes de que también su existencia es finita.
Es como si contemplaran la vida ante ellos diciéndoles: «Todo esto es
tuyo», y se olvidasen del pequeño detalle de que las cosas no duran
eternamente. La muerte está ahí para todos.

¿Qué estaba haciendo con mi vida? Todas las noches la misma pregunta.

No soy esa persona. No soy lo que se ve ahí. O quizá sí, pero forma
una pequeña parte de lo que realmente soy.

Me encanta estar solo, encerrado en mi habitación haciendo cualquier
cosa. Sin hablar, en silencio absoluto, sin saber nada de nadie. Encerrado con las persianas bajadas hasta que no se vea ni un ápice de
luz entrando por la ventana. Siempre que lo cuento escucho: «No te
pega nada ser así». Pero es porque me ves siempre a través de una
pantalla, tras una ilusión que no es más que humo. Por mucho que
seas la persona más transparente y más sincera, y muestres una realidad apabullante, te ven a través de una ventana. En los vídeos, se
genera una convención compuesta por lo que ves y el fin para el cual
se ha hecho. No se trata de una mentira, pero sí de una realidad que

ha sido manipulada para conseguir un fin. Es, por lo tanto, una realidad ficcionada. Y lo que forma parte de la ficción, por mucho que se nos presente como un acto sincero, no deja de ser una fantasía que muestra una pequeña parte de nosotros mismos.

Todo es mentira.

Usamos imágenes, vídeos, memes y canciones como armas arrojadizas en los momentos en los que nuestra propia integridad se ve en peligro. Publicamos vídeos en las *stories* poniendo: «Esto es para uno que yo me sé», esperando que lo vea esa persona; una foto de nuestras vacaciones siendo superfelices; una comida con amigos… Y cuando apagamos el teléfono móvil y miramos a la otra persona, no somos capaces de comunicarnos con ella. Nos sentimos solos. Me sentía completamente solo.

Ves que los demás te miran. Quizá te piden una foto que no sabes ni para qué la quieren.

Te dicen que te han visto o te comentan cosas de las que has hablado en algún vídeo, pero no los conoces de nada.

Tus amigos te dicen que no les das ninguna envidia. Otros se sienten más importantes de lo que te vas a sentir tú en tu vida. Te dicen: «Quiero presentarte a un amigo que es superfán. Vamos a darle una sorpresa, que se va a morir cuando te vea».

Te sientes un payaso, de los malos.

Te siguen llamando para ir a trabajar y generar más, más y más… Publicas todos los días contenido de humor.

Te llegan más mensajes. «Quiero ser tu amigo».

Llegas a casa y te sientes solo.

Lo has dejado con alguien hace poco y estás en la mierda. Trabajas cantando y bailando, el teatro lleno. Risas y aplausos. Llevas tres días durmiendo con pastillas.

Tus padres no saben nada, tus amigos tampoco. Nadie te llama.

Lloras.

Y el tiempo pasa lento, nadie viene a buscarte. Tampoco te encuentras a ti mismo.

Con razón hice lo que hice.

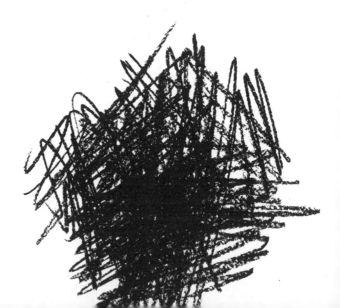

Pobrecito de mí

El día que pedí ayuda

14. Lo que denominan amor

¡Cuántas sensaciones y contrastes nos sugieren la codicia y el amor! Aunque podría suceder, por otro lado, que distinguidos de distinto modo se tratara del mismo impulso; o sería posible que de manera insidiosa lo trataran los bien colmados, ya que ya han obtenido de él alguna satisfacción y se asustan si pierden lo que «tienen»; o si miramos la perspectiva de los insatisfechos, los deseosos, éstos ensalzan como consecuencia ese impulso por ser «bueno». ¿El amor al otro no da un impulso para tener una nueva pertenencia? ¿El deseo por el conocimiento y la verdad no presenta el mismo proceso, en definitiva, con cualquier atracción que ofrezcan los sucesos nuevos? Abrimos las manos dispuestas a lo nuevo, cada vez más hartos de lo antiguo, de lo que ya tenemos con seguridad; ni la vista más admirable durante tres meses ya vividos se siente a ciencia cierta segura de nuestro amor, pues nos vemos excitados por el lejano horizonte. Solemos, en definitiva, desechar el bien poseído por la razón misma de que exista dicha posesión. Tratamos de que nuestro propio regocijo sea tan agudo que sin descanso convierta todo en porciones de nosotros mismos —esto es la posesión—. El motivo de hartarse de uno mismo es estar harto de una posesión (estar demasiado completo puede producir sufrimiento; la intención de resistir, de compartir, puede ocultarse bajo el digno nombramiento del «amor»). Descubrimos con gusto, ante alguien que sufre, que se nos está ofreciendo la posibilidad de apoderarnos de él; por ejemplo, quien es compasivo y piadoso, que también nombra al deseo de una nueva posesión como «amor», suele hacer esto, y halla el placer en ello como cuando le atrae una nueva empresa. Sin embargo, el amor sexual es el más claro ejemplo de que el amor es un impulso que estimula poseer un bien; el amante quiere poseer en exclusiva a la persona que desea, anhela practicar un poder especial sobre su alma y sobre su cuerpo, excluyendo a cualquier otra persona quiere ser amado por ésa, perpetuarse en esa alma para someterla como si para dicho individuo esto fuera su bien codiciado y supremo. Podemos pensar que todo ello representa despojar al resto del mundo del goce de un bien y de una maravillosa felicidad, que el amante quiere destruir y privar a los demás rivales, y que sólo quiere ser el dragón de su tesoro, el «conquistador», el déspota egoísta al que sin miramientos, bajo su punto de vista, le es indiferente el resto del mundo, apagado y sin valor, y está dispuesto a perderlo todo, a deshacer cualquier norma, a humillar otros intereses, en ese caso, nos sorprenderemos por que esa feroz injusticia y esa codicia de amor sexual hayan llegado a ser elevadas y mitificadas hasta ese punto en todos los tiempos; nos pasmaremos ante el hecho de que de este tipo de amor se haya llegado a extirpar hasta el concepto de amor como lo opuesto al egoísmo, cuando de lo que se trata es en realidad de la mayor manifestación de ese egoísmo. Pudiera ser que los que no poseen, los insaciables —en número bastante elevado—, hubieran sido quienes crearan los signos comunes del lenguaje sobre este tema. Y aquellos llenos de suerte en este terreno por las adquisiciones y satisfacciones han dejado escapar, sin duda, por todas partes alguna palabra sobre este «furioso demonio», como es el caso del ateniense más cortés y amado, Sófocles. Los mayores detractores fueron precisamente los favoritos de Eros, pero, a pesar de ello, éste siempre se rio de ellos. Pero, ojo, hay en la tierra un tipo de ramificación del amor, donde un ansia nueva ha hecho retroceder el camino de esa deseosa codicia que se da entre dos personas, un deseo nuevo, un hambre más alta y común de una aspiración que está por encima; ¿quién sabe de este amor?, ¿quién lo ha probado? Su nombre realmente es amistad.

Nietzsche, F. W. *La gaya ciencia*. Susaeta. Edición de Kindle.

He leído esto y me he puesto a llorar. He escrito a algunos amigos, sin respuesta.

¿Puede venir alguien?

Me tomo el Diazepam y la cama me parece el lugar más seguro del planeta.

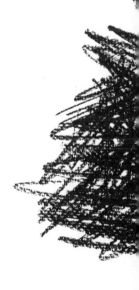

Adulto

17 de febrero

Escribo esto:

He pensado en ponerle fin a todo esto, no le encuentro ni ganas, ni gracia a la vida ahora mismo. Todo es mierda, no quiero hacer otra cosa que dormir, llorar, y desaparecer del mundo. Es una amargura que me corroe por dentro, pero que inevitablemente me gusta. Estoy deprimido y en duelo conmigo mismo. No soy feliz. Odio todo y no veo la parte positiva ni la luz al final del túnel.

Es una libreta en la que últimamente escribo cosas.

Me meto en la cama, antes la guardo debajo del colchón para que no la encuentre nadie. Apago la luz e intento dormir.

Al día siguiente llamé a otro psicólogo. Me comen los pensamientos.

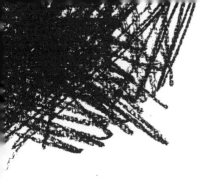

El día que me regalé a los demás

Me han hablado muy bien de ella. La consulta era preciosa.

Parecía uno de esos lugares de revista de decoración que mezcla plantas y mármol de colores cálidos para hacerte sentir como en casa, como si no fuese posible hablar contigo mismo en otro espacio que no fuera ese. Debía ser allí. Me senté en un sofá de la planta baja. La recepcionista me había dicho que tuviese cuidado con las escaleras, que esperase ahí abajo. Y yo, como un loco, con la mirada ida y unas ojeras que me llegaban a los pies, esperaba sentadito.

Entré.

—*Dime Iker, ¿por qué has venido?*

Ni la miré siquiera, lloré.

—*Me siento muy solo.*

Me explicó qué era la ansiedad. Hablamos de lo que nos acabamos creyendo sobre nosotros mismos y de cómo la mente se encarga de hacernos creer una película. También me dijo que podríamos reeducar

Adulto

y analizar todas las conductas que había estado teniendo hasta entonces, que era normal lo que me estaba sucediendo, ya que en muy poco tiempo estaba gestionando varios duelos a la vez. Le expliqué lo que había ocurrido. Todo. Estaba intentando agarrarme a un clavo ardiendo porque sentía que era la última oportunidad que tenía antes de salir a la calle y chillarle a la gente que no podía sostenerme en pie. Era como si viese el mundo aproximarse a toda velocidad hacia mí haciéndome desaparecer. Vivía con un ritmo y una intensidad que no eran los de los demás. La balanza se había descompensado demasiado.

—Iker, te regalas siempre a los demás. ¿Qué te dejas para ti mismo?

Un pitido punzante. No era capaz de oír nada más.

Como en una presentación de diapositivas, vi mi colegio, me vi a mí haciendo el show delante de todos, buscando sus risas, huyendo de las mías propias. Buscando el abrazo del otro. Los ojos de Daniel. Aceptando a los demás y alejándome de mí mismo. Huyendo de mí, de la situación. Menospreciándome. Obligándome a querer lo que me hacía daño. Necesitando atención, chillando. Teniendo miedo a la oscuridad, suplicando que encendiesen las luces. Las noches chillando «mamá» porque me daba pánico dormir. El colegio. Los niños crueles. Los adultos crueles. Y yo. Construyendo de cero una pantomima y conformándome con los restos, siendo una segunda opción para mí mismo, para otros. Callando. Enfadado. Teniendo miedo de los demás, luchando contra mi propia cabeza, silenciándome. Los fantasmas. Escuchando a los demás, aceptándolo todo. Haciéndome el tonto. Siendo gracioso. Tapando con risa el llanto. Doliéndome la garganta y con ganas de llorar, aguantando las ganas. Mi madre, mi padre, mi hermana. Mi ex. Los amigos que no estaban. Solo. Terriblemente solo y con ganas de mandarlo todo a la mierda, todos a la mierda. Mi hogar que ya no era mi hogar, mi trabajo, mi vida, lo que quería compartir con los míos, contarles lo que sucedía dentro de mí. Mis ilusiones. Las comparaciones. El trabajo todos los días. Los mensajes de la gente, lo feliz que parecía y lo arruinado que estaba. Correr. Autoconvencerme. Lo que en vez de haber hecho yo conmigo mismo habían hecho conmigo otros. Los pedazos en el suelo de una personalidad que acababa de romperse porque no era la mía, era la de los demás...

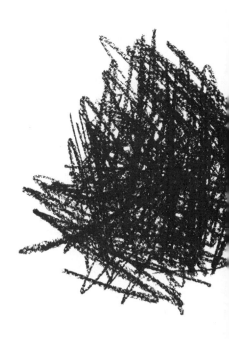

Creerse el cuento es necesario

Perder la ilusión es lo peor que le puede pasar a una persona.

El ser humano necesita de la ilusión para seguir adelante y creer que forma parte de algo. Es importante que todo tenga un sentido y que sepas que vas en una dirección. Si una persona se para a pensar y se da cuenta de que no «ES» nada, está completamente perdido. Huérfano. En un mar de dudas que no hacen otra cosa que arrastrarlo mar adentro. Entras en el terreno de los «qué estoy haciendo con mi vida», «quién me lo iba a decir a mí», «no soy feliz», etc. Por eso necesitamos los cuentos, las historias que nos hablan sobre la vida de otras personas, creer que el mundo es bonito, que los sueños se cumplen. Necesitamos las historias que nos creemos sobre nosotros mismos cuando algo va bien y vemos que estamos avanzando. Necesitamos crecer, tener sueños y aspiraciones de futuro. Y sentir que algún día todo nuestro esfuerzo valdrá la pena, porque si perdemos la ilusión, nos perdemos a nosotros mismos, y de ese lugar no hay nadie que nos pueda rescatar fácilmente.

Hay gente que en los malos momentos se agarra al trabajo. Otros a la familia y a sus amigos.

Otros a su pareja.

Siempre te agarras a algo y sigues adelante, intentando proyectar tu vida a través de lo que haces, como si el problema principal se estuviese solucionando en un segundo plano. Como cuando te sale un cardenal en la pierna y, mientras caminas, dejas que tu cuerpo lo absorba hasta que un día finalmente desaparece. Los problemas son un poco eso.

Todavía no sé qué día fue el primero en el que dejé de creer en las cosas. En el que dejé de agarrarme a ellas.

Quizá me desperté y me hice una tostada con aguacate. Me senté en el sofá a ver la tele y me pasé tres horas mirando el teléfono móvil como si nada. Quizá sería domingo; por aquel entonces el domingo no tenía función y estaba cansado de todo el fin de semana trabajando. Me dolía el cuerpo y tenía todavía restos de maquillaje en la cara; se me da fatal quitarme el lápiz de ojos.

Cero ganas de vivir.

El desasosiego se apoderó de mí. Llevaba un día y medio sin comer.

Intenté llamar a un par de amigos, pero no me cogieron el teléfono. Desacostumbrados como estaban a recibir una llamada mía, me hubiesen respondido con el típico «¿Qué pasa?», que suena como si la gente esperase que les cuentes el motivo de la llamada en los primeros diez segundos.

Quería decirle a alguien que no, no estaba bien. Que las cosas se me estaban yendo de las manos y que me estaba volviendo completamente loco, que tenía pensamientos feos de cosas que no me gustaban un pelo, que necesitaba ayuda. Algunos me dijeron que todo esto era lo que realmente necesitaba para darme cuenta de que no podía ir así por la vida, que necesitaba una hostia de calidad para aprender, madurar y avanzar. No les culpo. No sabía qué hacer. «El psicólogo te ayudará», «Centra tu atención en la terapia». Pagaba dos psicólogos a la vez y me dejaba el sueldo en terapia porque no podía gestionar nada de lo que me estaba sucediendo: demasiadas voces en mi cabeza, mucho miedo y esa sensación de que el corazón se te sale por la boca; dolor, excesivo dolor todas las noches. Intentas pedir ayuda. Os juro que intenté pedir ayuda, pero no me salía la voz, como si esperase que alguien se acercara a mí, entrase en mi habitación y me dijese: «Cariño, sé lo que te pasa». Roto. Completamente roto de dolor. Cuando intentas hablar las cosas, lo que te pasa, lo mal que estás, la persona que escucha debe ser un auténtico ángel. Escuchar a alguien que tiene problemas no es fácil. Cuando estás así, cada palabra actúa como un bálsamo que te calma, te ayuda. Pero inevitablemente te sientes mal, llevas tu discurso hacia un terreno en el que crees que eres demasiado pesado para la otra persona, que, si te conoce, sabrá que a veces las palabras se quedan cortas y más vale quedarse callado antes que dar un consejo de mierda. Las personas, a veces, estamos llenas de consejos de mierda, solo por no querer asumir un silencio incómodo en el que nos damos cuenta de que delante de nosotros hay un problema que no se soluciona fácilmente. Y tú te cansas de ti mismo y esbozas pequeños: «Pero estoy bien», cuando sabes que no es verdad, que es solo para que la otra persona se quede tranquila y no crea que estás a punto de hacer una locura. Te sientes una carga. Es como si el sentimiento de culpa te llevase a pensar que nadie está dispuesto a escuchar lo que tienes que decirle.

Entonces, estando así, siempre pensaba lo mismo.

¿Quién está ahí? ¿Hay alguien? Reflexiono sobre la soledad, ya no solo sobre sentirme solo conmigo mismo, sino que me pregunto cosas como: ¿Quién está ahí realmente? ¿Hay personas dispuestas a sacarte de un pozo, simplemente por el hecho de querer ayudarte?

Y me pongo a llorar mirando la televisión, creyendo que estoy solo porque no siento que nadie me esté cuidando bien. Uno no sabe lo que tiene hasta que lo pierde. Cuidar es mucho más que estar en los momentos en los que realmente lo necesitas. Cuidar es una manera de expresar un amor enorme; lo que ocurre es que implica demasiada energía por parte del cuidador; es un proceso que requiere tiempo, tiempo que nunca tiene nadie y a un precio demasiado barato. Porque sí, porque a las personas a veces hay que cuidarlas, coño.

Alguien abre la puerta de mi casa.

Me seco las lágrimas y hago ver como que no ha pasado nada. Me da vergüenza llorar delante de los demás.

Y me avergüenzo de mí mismo.

Algo muy feo se me ha pasado por la cabeza.

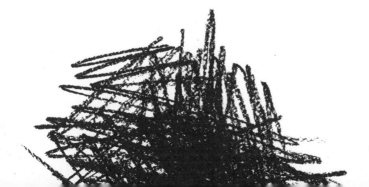

Adulto

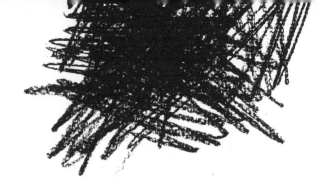

El *día que busqué la aprobación de los demás*

Intento recordar.

De pequeño siempre me gustó llamar la atención. Recuerdo los bancos del parque, todos llenos de padres y niños, mis amigos. Y yo delante de todos, haciendo un show porque les gustaba ver a Iker el gracioso hacer de las suyas. No tenía ningún tipo de vergüenza en contar cuatro chistes, caerme al suelo, hacer el burro o llegar hasta el mismísimo extremo del humor para conseguir que la gente se riese conmigo. Era una especie de competición interna donde la voz que habita en mi cabeza me cuestionaba si era capaz de poder hacer reír a los demás. Todo sigue siendo como entonces, sigo siendo el mismo.

Hacer reír a los demás no es nada fácil; de hecho, dicen que es mucho más complicado hacer reír que emocionar a alguien desde el drama (eso dicen siempre los actores). Lo gracioso es que a veces seguimos creyendo que la comedia no es igual de «importante» o necesaria que el drama, que hacer reír al otro y provocar ese gozo en el público desde la risa no tiene el mismo valor, ni es igual de importante o catártico que un buen drama que te haga plantearte cuestiones superprofundas o incluso tu propia existencia.

Si me pongo a pensar, llevo toda mi vida haciendo reír a los demás. En mi caso el humor es una cosa parecida a respirar. No me considero una persona positiva, con fuerza de voluntad, decidido. Todo lo contrario. Sin embargo, el humor me ayuda a canalizar todas esas carencias, convirtiéndolas en algo útil que por lo menos tiene un efecto positivo en mí mismo y en los demás. Precisamente el hecho de observarme y comprenderme desde el humor y reírme de mí mismo es lo que suele mantenerme en pie. Y es curioso porque, cuando estás pasando por un mal momento o algo en tu vida no va bien, ayuda reírte de la situación o soltar delante de tus amigos un «Es que soy un desgraciado. ¿Cómo puedo ser tan circo? Esto solo me pasa a mí...» o algo parecido. Lo creas o no, riéndote y exponiendo esa situación, ofreciéndosela a los demás como un regalo para provocarles una risa, te cura un poco por dentro y te ayuda a darle un primer mordisco al problema. Un momento de distracción, unos jajás... Eso no hay oro que lo pague. Reírse de uno mismo es lo más bonito que puede hacer una persona. Valorarte tanto que no tengas ningún problema en mostrarte abierto y frágil, planteando el problema en cuestión como un mecanismo útil del que incluso puedes sacar partido, eso sí que es tener autoestima..., aunque después llegues a tu casa y quieras cagarte en todo.

Mi vida siempre ha sido así. He pasado de la risa al llanto en cuestión de segundos. He sido tan crítico conmigo mismo en los peores momentos que, cuando salía a hacer el tonto o a contarle mi vida a alguien, me importaba tan poco lo que estuviese pensando esa persona (porque ya lo había pensado yo antes), que era y soy capaz de abrirme en canal delante de alguien solo para que esa persona se ría. Y hay quien pensará que es triste. Quizá lo sea, pero es un mecanismo más. Para mí, el mecanismo que me ha salvado de los peores momentos de mi vida o que incluso me ha ayudado a sobrellevar las cosas de otra manera. Recuerdo muchos momentos en los que el drama asolaba mi vida y lo primero que he hecho ha sido reírme de la situación, así porque sí, sin pensar en las consecuencias, tratando de quitarle hierro al asunto para intentar sobrellevarlo.

Pero volviendo a mi infancia y a mis espectáculos en la calle, yo siempre he sabido cuál era mi vocación, he tenido esa suerte. Hay quien dice que cuando tienes algo claro en la vida solo hay que ir a por ello, así de simple. Si te paras a pensarlo, así es. Cuántas veces nos obcecamos en ver solo los problemas, las dificultades, las consecuencias de nuestros actos. Sin embargo, tenemos superclaro el fin por el que queremos tomar ciertas decisiones. Constantemente nos sentimos mal por cosas que sabemos que no podemos o no debemos hacer porque acarrearán una serie de consecuencias que quizá afecten el ritmo natural de los acontecimientos, pero, puestos a pensar, ¿hay algo en la vida que no tenga efectos? Sí, todas las decisiones que tomamos acaban teniendo consecuencias, pero preferimos autoengañarnos e incluso sufrir una situación que no nos hace felices con tal de no responsabilizarnos de ellas. Es todo una cuestión de responsabilidad con nosotros mismos y con los demás. Porque sabemos que quizá nos estamos equivocando al tomar ciertas decisiones; equivocarse, reconocerlo y seguir adelante es ser valiente; lo contrario es ser un conformista.

No nos han enseñado a equivocarnos y cometer errores, como si la sociedad o las personas creyesen que uno siempre debe ser perfecto y tener la palabra adecuada para cualquier situación. Eso lo único que provoca es que nuestro afán de compararnos con los demás y nuestra autoexigencia sean tan grandes que no sepamos hacer otra cosa que competir, perdiendo a veces la capacidad de disfrute de las cosas que hacemos.

Yo, de pequeño, salía feliz a hacer el show. Era mi momento estelar, no había nadie más que el público y yo disfrutaba muchísimo haciendo reír a los demás. Sin embargo, con el paso del tiempo, y por mi trabajo, me acabé dando cuenta de que ese «aplauso», ese calor maravilloso que nos da el público o la audiencia puede convertirse en un arma arrojadiza contra uno mismo. Imagínate por un segundo que te animan todos los días, que todos los días hay alguien que te desea lo mejor, que te dice que podrás con absolutamente todo. Tú, acostumbrado a ese calor hogareño y a esa dosis de energía y afecto, creerás que puedes con todo porque sí, te han dicho que eres el mejor, que no hay nadie como tú; te han aplaudido. Pero llegará un día en el que quizá el público no esté a la altura de tus expectativas, que no aplaudirá o te reirá un chiste cuando toca y que, en vez de animarte, te deleitará con un silencio apabullante al que tendrás que hacer frente, un silencio que antes, en tu época dorada, estaba ocupado por una risa y un público que acababa poniéndose en pie.

La validación es una droga.

Mucha gente te soltará el discurso de que primero deberías aceptarte a ti mismo, pero es complicado. Ahora mismo es demasiado complicado para mí.

Pienso en algunas situaciones en las que he buscado la aprobación de los demás y me pongo triste. Es como si una parte de mí se hubiese vendido al peor precio posible. Como cuando sabes que no le caes bien a alguien e intentas aguantar el chaparrón de estar delante de esa persona solo por puro convencionalismo y protocolo porque tú la mandarías a tomar por culo mientras le tiras lo primero que tienes a mano, un poco así. También pienso en lo que para mí significa hacer reír a los demás.

No recuerdo un solo momento de mi vida en el que alguien no me haya dicho lo gracioso que soy, las ocurrencias que tengo, la mente rápida que me gasto para hacer un chiste al momento con las cuatro cosas que me des. Y lo cierto es que no sé cómo lo hago a veces. Siento como si mi cabeza me controlase y se activara un mecanismo que encuentra la respuesta sin pensar, un acto reflejo que siempre tiene una réplica o un chascarrillo perfecto para cada situación. Me he llegado a sorprender de las cosas que han salido de mi boca sin pensarlas dos veces. Y no concibo mi vida sin un chascarrillo final, sin una burla o una comparación de unas cosas con otras, tirando de referentes televisivos de mi infancia, etc. La gente que me conoce bien me ha llegado a decir: «¿No paras nunca?», como si mi cabeza fuese así siempre. Lo cierto es que no, no paro. A veces siento tanto ruido mental que necesito pasarme dos días en silencio, encerrado en mi habitación, sin salir a la calle, sin tener el más mínimo contacto con nadie porque me agobio demasiado. Necesito darle de comer a mi mente; la primera mierda que encuentre con la que pueda dejar de darles vueltas a las cosas, para bien o para mal. Mi cabeza es como un niño; me gusta dejarla en el sofá con una serie puesta para mantenerla calladita un rato mientras mami hace cosas.

Pero para mí hacer reír a los demás no es otra cosa que liberarme, dejarme ir a un lugar maravilloso en el que mi existencia encuentra sentido. No sé cómo explicarlo. Una sensación de libertad enorme, como si fuese el motivo por el que todo cobra sentido. Lo curioso es, como ya he dicho, que no pienso mientras estoy con mi verborrea de chistes; es como si se abriera un canal por el que todo transita de una manera fácil y cómoda, como si estuviese en el nirvana, flotando entre chistes y chascarrillos. Puedo pasarme horas y horas así. Y después está la satisfacción de ver al otro, no solo de que me arrope y valide, sino de la risa en sí. No sé qué tiene la risa de los demás que siempre ha sido una especie de droga para mí, una fuente de la que he bebido siempre y de la que nunca me canso.

Pero en la comedia hay drama. Casi siempre hay drama.

No concibo mi manera de hacer humor ni mi sentido del humor sin la parte catastrófica que lo precede. Esto me viene de mi madre. En mi casa siempre se ha hecho humor de la desgracia. Hemos llorado mucho, pero casi siempre nos hemos acabado riendo o haciendo comedia a escondidas cuando reírse estaba un poco feo o fuera de lugar. En las épocas en las que el dinero hacía falta, mi madre siempre soltaba la misma frase: «Le tengo que decir a los del servicio que vengan a recoger la casa», cuando la casa la recogíamos entre todos y nunca hemos tenido servicio. O, comiendo todos juntos hablando de sexo: «Mamá, cuánto hace que no te comen...». «Uy, creo que ya no lo debo de tener, hace tanto que no lo uso». Siempre ha sido así. Un pequeño salvavidas de emergencia que se activaba cuando apretaba la marea.

Por eso creo que la desgracia también tiene su punto divertido. Ver que hay algo que está perdido puede ser lo más gracioso del mundo, aunque acabes llorando luego. La risa es un mecanismo maravilloso para sobrellevar los problemas del día a día, las cosas a las que nos cuesta hacer frente, aquello que nos guardaríamos para nosotros mismos, pero que decidimos compartir o comentarnos con un chascarrillo cuando lo que realmente queremos es llorar.

Y a mí últimamente me cuesta demasiado reírme de mí mismo.

Adulto

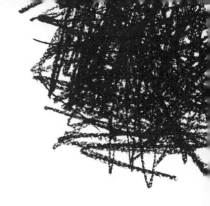

El día que no recuerdo qué día fue

Seguí escribiendo. No lo hacía tanto como me gustaría.

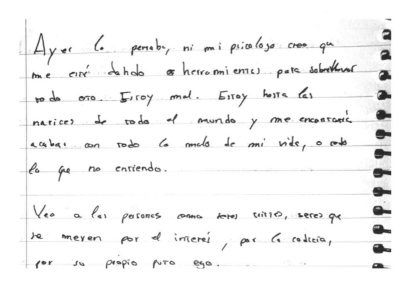

Esa libreta se convirtió en el vertedero en el que acababan todos mis gritos.

El día que quise volver a los brazos de mi madre

Quiero volver a mi casa.

Pienso en mi madre.

El amor es el sentimiento más maravilloso de este mundo.

El amor mueve montañas, personas, mentes. Se han escrito tantas canciones sobre el amor, pintado tantos cuadros, creado monumentos, historias, películas, provocado tantas guerras, etc. El amor tiene muchos nombres diferentes. Se le puede llamar de mil maneras y, sea la que sea, la meta siempre es la misma: ese calor en el pecho, esa ilusión, ese «ir a ciegas», esa voluntad de tomar el camino correcto, saber que ese es el lugar que nos corresponde, sentirnos plenos, que formamos parte de algo que es como estar en casa. Por eso el amor es tan importante, porque, sin saberlo, por más que estemos absortos en algo o pasemos una época de mierda, el amor siempre nos acaba salvando la vida, haciéndonos sentir parte de ese algo que muchas veces desaparece sin que nos demos cuenta.

Pero hoy no me siento así; me siento totalmente del revés.

Tras una vida llena de aventuras, el héroe siempre acaba volviendo a casa. «Más vale lo malo conocido que lo bueno por conocer». Porque lo conocido siempre nos reconforta, siempre acabamos volviendo al origen de las cosas, a nuestro propio origen, a nuestra propia historia, a la esencia de las cosas. Y es muy curioso, porque cuando realmente estamos en ese lugar es cuando sale a relucir nuestra propia esencia, lo que somos en realidad. Plena alegría, luz, compañía.

Pienso en mi padre, sentado en el sofá.

Soy yo de verdad. Suelto un comentario de mierda y me quedo tan ancho sabiendo que siempre van a estar ahí, dando por sentado que saben que con un «déjame, qué pesado», en realidad, estoy queriendo decir «no he tenido un buen día, necesito estar solo». Ese comentario es la parte no procesada de lo que me está pasando en ese momento: un momento en el que estoy enfadado con la vida porque las cosas no han salido como yo esperaba; un momento en el que, por mucho que lo haya intentado todo, me siento frustrado; un momento en el que veo que en mi casa no hace falta tener ningún filtro porque mi piel y mi sangre es la misma que la de las personas con las que me encuentro, mi familia, mi casa, mi hogar. Cuántas veces he llegado y he soltado un triste y seco «hola» mientras mi madre me miraba desde el sofá sabiendo que había tenido un día de mierda, que quizá minutos antes había hecho el esfuerzo de añadir a esa misma palabra una sonrisa y un tono más amigable porque me había encontrado a una vecina en el ascensor, pero, en casa, en mi hogar, en ese espacio de confianza, no hace falta porque todo respira desde un lugar diferente. Porque sé que puedo ser yo y que, por mucho que alguien se queje o me pregunte qué es lo que me está pasando, sé que la respuesta va a ser de verdad, explicaré mi problema sin filtro ninguno, con lágrimas en los ojos, y escucharé un consejo dicho desde el corazón, porque no hay ninguna máscara. Los convencionalismos y el protocolo se quedan en la puerta.

Pobrecito de mí

Pero me callo y no pido ayuda. No estoy bien.

Es muy importante que nos observemos a nosotros mismos en casa, con los nuestros, en nuestro entorno, donde no tenemos que dar ninguna explicación a nadie ni tenemos que «quedar bien», porque es en ese lugar emocional donde podemos observar cómo estamos realmente, si estamos como realmente queremos estar; donde nos quitamos la máscara social y podemos hacer autocrítica de lo que realmente sucede en nuestra vida, de lo que pasa «ahí dentro». Sí, estoy enfadado; sí, estoy mal; sí, necesitaba llegar a casa con mis padres porque los echo mucho de menos, no estoy bien; necesitaba dormir en mi cama y abrazar a mi madre, que me dijese lo que me dice siempre, que todo va a salir bien. En realidad, nos hace falta muy poco para ser felices, lo que pasa es que a veces somos tan gilipollas con nosotros mismos y le damos tantas vueltas a la cabeza que no nos damos cuenta de que la respuesta la tenemos delante, y que las cosas que tenemos ahora son finitas, algún día acabarán.

Y no sabes lo que tienes hasta que lo pierdes.

Y con los amigos quizá no sucede lo mismo. ¿Quién está dispuesto a salvarte? ¿Quién te sacará de la cama? Las opciones son muy escasas. La implicación emocional es un bien muy preciado. Todos caemos en el «para lo que necesites» de boquilla. Pero cuando tocas fondo, suena más tu cabeza que tu teléfono. «Baja, estoy aquí», «Ábreme, que he venido a verte, ¿pasamos la tarde juntos?», «He traído palomitas, vamos a hacer algo ».

Cuando no te salvas tú, ¿quién te salva? Siempre que estés mal, vuelve a casa.

Necesitaba sentir «casa». Era como si me hubiese desprendido completamente de mi lugar en el mundo. El «hogar» es tan importante...

Adulto

Me sentía devastado y desprovisto de amor, sé que es mentira, que no estoy solo, que siempre hay alguien dispuesto a ayudarme, pero siento que mi «hogar» ha desaparecido y entro en estado de «nadie me entiende» o «esta mierda es solo mía».

Volver a casa. Es necesario pedir ayuda y sentirte abrazado por los demás. Pero no pido ayuda y me callo. Cierro la boca y me trago mis palabras.

A veces ese «hogar» no es la familia. Abrirnos con nuestros padres o con las personas con las que mantenemos un vínculo que ya nos ha venido dado es difícil. Hay familias y familias: algunas maravillosas, otras que hacen lo que pueden y algunas que se desentienden completamente de las necesidades emocionales de sus miembros. Por eso «el hogar» siempre será ese vínculo, espacio, sensación o estado que te haga sentirte protegido, en calma, reconfortado. A veces la familia no es la que nos viene dada de serie. Los vínculos que nos hacen sentir como en casa son amigos, primos, familiares lejanos; aquellas personas en las que nos cobijamos cuando llega la tormenta y que nos hacen sentir que no le debemos nada al otro; un espacio seguro donde curar las heridas.

Pero pienso en volver. También siento que es un fracaso. Una pérdida, un paso atrás. Porque sé que hay algo que no ha funcionado. Como si afrontar una derrota fuese una derrota en sí misma.

Cuando volvemos, no luchamos contra nuestras expectativas, sino contra las de los demás.

Necesito volver, pero no quiero volver. No quiero que piensen que estoy mal, pero estoy mal...

Y pensamos en el cobijo, en querer que nos cuiden, no como quizá nos merezcamos, sino como necesitamos que lo hagan.

El amor es maravilloso, pero duele.

Cuando conocemos a alguien, poco a poco vamos cediendo nuestra confianza a la otra persona. Se genera una rutina emocional en la que el otro pasa de ser un desconocido a un vínculo cada vez más estrecho. Y es como debe ser, sin darnos cuenta ya nos han hecho «el lío». Sin embargo, el lío no es más que el tiempo haciendo de las suyas, que esa persona ha pasado de la nada a formar parte de nuestro hogar emocional. Por eso, cuando el vínculo se rompe, nos sentimos como si nos hubiesen arrancado una parte de nosotros mismos.

Cuando alguien se ve desprovisto de su hogar emocional, siente que está completamente perdido, desamparado, que su vida y su futuro son incompletos sin esa otra persona.

Así me siento. Sé que es mentira y dejo que mi parte racional me repita todas estas cosas, pero de nada sirve.

Siento como si todo lo que me han explicado, los cuentos y las canciones que hablan del dolor de la pérdida de un ser querido, fuese una demo de lo que realmente se llega a sentir cuando estás así. Es como si alguien literalmente te hubiese metido un palo en el pecho y lo estuviese sacudiendo sin ningún tipo de piedad. No duermo, me paso las noches llorando, llevo días enteros sin tener nada de apetito. Abro la despensa y lloro de impotencia al ver que llevo horas sin ingerir nada porque la angustia que tengo me alimenta como si me estuviese comiendo un filete de 600 kilogramos.

Pero el amor es un sentimiento que se transforma.

Cuando queremos a alguien, estamos regalando una parte de nosotros que es tan privada y valiosa como el mayor de los tesoros. Es un vínculo tan fuerte que sabes perfectamente que no se lo puedes regalar a mucha gente, porque eres tú sin filtro, al desnudo, con tus complejos, tus debilidades, tus alegrías y tus penas. Compartir algo así con alguien es la cosa más maravillosa del mundo, pero a veces se nos olvida que no solo existimos para la otra persona. También debemos ser casa y hogar para nosotros mismos. Ahí está el problema.

El conflicto llega cuando, después de compartir algo así, de repente se acaba y no nos ha dado tiempo a construir para nosotros mismos ese espacio, cuando el otro se queda con todo lo que «nos pertenece». El consentimiento es muy peligroso. Consentir al otro puede ser un trato de cariño, pero también una condena para nosotros mismos. No debemos aceptarlo todo porque sí. De nada sirve tragarte algo porque sabes que las cosas «son así» y no van a cambiar. Es mentira.

Todo el mundo cambia, constantemente.

Cuántas veces hemos escuchado eso de «no voy a cambiar», «soy así, te guste o no». Las personas estamos cambiando constantemente, así que resignarnos a compartir nuestra vida con una persona que se niega al cambio es sentenciarnos a muerte. A veces estamos con personas o generamos vínculos en los cuales cedemos ante cualquier situación en nombre del amor o del tiempo que llevamos manteniendo esa relación, pero el amor no tiene nada que ver con eso; son cosas diferentes. El amor debe ser libre, el amor debe practicarse libre y también debe ser sano, basarse en la confianza y la comunicación plenas. Porque solo cuando nos amamos libres y poniendo nuestros propios sentimientos en valor es cuando somos capaces de no perder las riendas de nuestra propia vida. Puedes amar mucho a una persona y quizá, dentro de un tiempo, solo seáis dos desconocidos; eso nunca se sabe.

¿Cómo era posible compartir algo tan heavy con alguien y de repente hacer como si nada?

Vuelvo a casa de mis padres. Es domingo, las dos de la tarde. Me
como el postre disimulando, como si nada de esto estuviese pasando por mi cabeza.

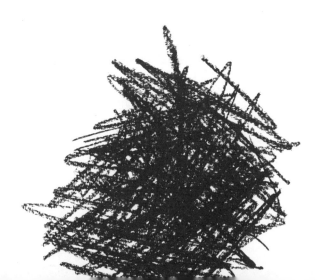

Adulto

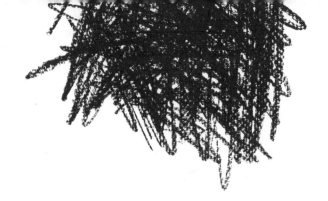

El *día del juicio* final

Llego a casa.

Cojo la libreta de nuevo.

Cuando llego tan tarde, me quedo escuchando el silencio de mi habitación mientras los fantasmas de cara blanca me quitan la ropa y me ayudan a ponerme el pijama.

Miro a mi alrededor y veo la estampa que tengo delante.

Una burra llena de ropa desordenada, ropa tirada por el suelo, una planta podrida que compré hace mucho tiempo y no supe cuidar.

A ella tampoco la supe cuidar.

Desnudo, me meto en la cama, pero antes busco un bolígrafo para apuntar lo que sea que tenga que decirme la cabeza.

Últimamente ella me manda y yo me dejo hacer. Es como poner un piloto automático que hace que deje de darles vueltas a las cosas.

Me tumbo. Abro la libreta.

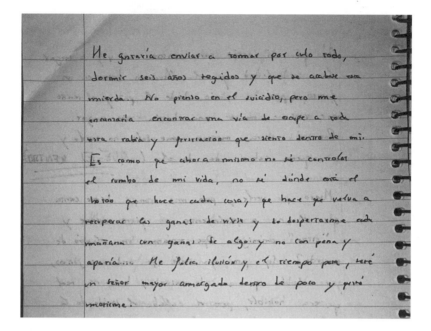

Me gustaría enviar a tomar por culo todo, dormir seis años seguidos y que se acabe esta mierda. No pienso en el suicidio, pero me encantaría encontrar una vía de escape a toda esta rabia y frustración que siento dentro de mí. Es como que ahora mismo no sé controlar el rumbo de mi vida, no sé dónde está el botón que hace cada cosa, que hace que vuelva a recuperar las ganas de vivir y de despertarme cada mañana con ganas de algo y no con pena y apatía... Me falta ilusión y el tiempo pasa, seré un señor mayor amargado dentro de poco y querré morirme.

Tiré la libreta al suelo sin más. Apagué la luz y di vueltas en la cama. Hacía poco que había cambiado las sábanas y estaban limpias. Me gustaba mucho el olor de ese suavizante, quedarme diez minutos viendo cómo giraba la ropa en la lavadora, sintiendo que la suciedad se escurría por la cañería y dejaba paso a un olor igual de reconfortante que abrazar a tu propia madre.

Me gustaba subir a tender la ropa. Por aquel entonces tenía que subir a la azotea; podía ver casi toda la calle, los balcones de los vecinos y el cielo azul. El viento me corría por la cara mientras me envolvía el olor a limpio.

Veía las sábanas moverse con el viento y cerré los ojos aspirando el olor a suavizante de la almohada. Me imaginaba el aire dándome en la cara, llevándome con él y con ese olor bien lejos.

Veía el paisaje y quería fundirme con él, como si me evaporase poco a poco.

Adulto

Me asomaba al antepecho y miraba a la calle; miraba hacia abajo mientras el viento corría junto a mi pelo.

Miraba hacia abajo y olía a calma. Cerré los ojos una vez más intentando retener ese momento.

Me di la vuelta en la cama. El sueño se me resistía.

Boca arriba, intenté fundirme con el paisaje mientras el olor se me llevaba. Me imaginé el cielo. Las nubes. Las sábanas. El viento.

El suelo.

El antepecho.

Como si algo me estuviese diciendo que allí abajo ya no dolería nada. Cuando te duele tanto todo, ya no sientes nada.

Perezoso, me di la vuelta, agarrándome a lo primero que pudiese atrapar con las manos. Y, abrazando la almohada, me quedé dormido.

Me quedé dormido sabiendo que tarde o temprano iba a hacer una locura.

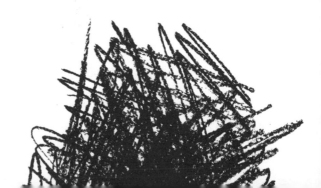

Pobrecito de mí

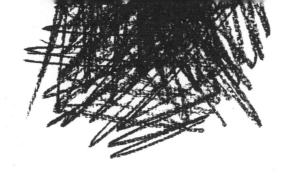

El día de la despedida

El 20 de febrero publico esto en Instagram:

ikermontero

Amigas, llevo un tiempo sin publicar absolutamente nada, un tiempo donde todo lo relacionado con «hacer cosas» se me hacía bola, un tiempo donde me había olvidado completamente de mí mismo y de lo que debería ser prioritario para mí.

¡SPOILER! A veces la vida te hace vivir experiencias que no son precisamente agradables, pero que de alguna manera te hacen darte cuenta de lo realmente importante, muchas veces lo que crees que necesitas no es lo que realmente necesitas, o sí, o no sé...

Comparto esta foto de lo que me ha hecho feliz estos días: el sol entrando por mi ventana (eso y el cariño de la gente que me ha aguantado la chapa 🖤)

Os kiero 🖤

Y que vivan los días de mierda, esos en los que te encuentras contigo mismo y aprendes cosas importantes 🖤

...

A simple vista no parece nada más que una publicación. Según mi psicóloga, una despedida.

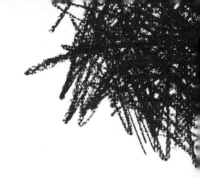

Si no me quiero yo, ¿quién me va a querer?

Con el tiempo lo ves todo diferente. Crecer te hace verlo todo de otro color, con otros matices. La experiencia se abre paso y te das cuenta de que aquellas cosas que antes te importaban demasiado, ahora te importan mucho menos. Lo cierto es que no podemos vivir siempre con el agua al cuello, rápido, pensando en los demás, dejando de pensar en nosotros mismos. Con el tiempo te relajas y aprendes de qué pasta está hecho el mundo en el que vivimos; empiezas a descubrirte gracias a la experiencia, sabiendo que hay patrones que se repiten, cosas que ya te han sucedido antes, que has definido tus gustos y tienes más claro dónde sí y dónde no, las personas en las que puedes confiar y los círculos que te gusta frecuentar. Tus amigos son menos, menos o mejores, de mayor calidad; hay personas que han pasado por tu vida y han decidido no quedarse por los motivos que sean, quizá has sido tú quien ha tomado la decisión de no querer saber nada de ellos. Te has acostumbrado al ritmo de las cosas y has descubierto que no puedes controlarlo absolutamente todo, que hay cosas que se te escapan, pero que ya no es tan necesario que las persigas ansioso, intentando descubrir todo lo que sucede a tu alrededor. Te importan más las pequeñas cosas; te conformas con una tarde libre y aquello que te hace feliz; ves la belleza en otros lugares donde antes solo veías rutina y aburrimiento. Te haces la pregunta constante de si realmente te apetece ir a un lugar, quedar con alguien, salir de casa, y te respondes con sinceridad; todas las respuestas son correctas. Sigues a tu ritmo, haciendo con lo que puedes, con la energía que tienes; descubriendo un tempo diferente, conformándote con contentar a la única persona que se merece tu tiempo: tú.

De los demás no necesitamos mucho, de nosotros mismos lo necesitamos todo. Nos regalamos a los demás creyendo que ese afecto se nos devolverá en algún momento. Por mucho que nos ofrezcamos de manera desinteresada, proyectamos siempre en los demás un deseo de que alguien nos cuide. Esos días en los que sentimos que no hay nadie acompañándonos o que no somos suficientemente especiales para los demás, pensamos en la soledad llenándolo todo de una amargura que no es real. No estoy solo; mi mente me repite que es una pena encontrarme así, sentirme vacío por dentro. Pero lo que yo tanto ansío no es sino fruto de la fantasía; no se corresponde con una compañía y un afecto reales.

El amor también son los actos, la gente que hace por nosotros. Cuando idealizas, vives en un mundo paralelo donde la perfección es el término con el que se comparan todas las cosas. Sin embargo, por mucho que tengas claro qué es lo que tanto buscas en tu mente y en tu vida, sabes que jamás lograrás alcanzarlo porque se escurre entre tus dedos. Entonces descubres que estás enamorado de una idea, de algo que solo existe en tu cabeza.

Los pensamientos solo habitan en nuestra mente. Representaciones de la realidad que proyectamos en nuestra vida y que sin querer lo condicionan todo. ¿Cómo puede ser que algo tan volátil sea capaz de carcomer a una persona? Una voz que solo existe dentro de mí, la conciencia, algo tan pequeño que solo puedo escucharla yo, ¿cómo puede arrastrarme tanto? Me encantaría haber estudiado, saber exactamente cómo regula la mente todos sus procesos, pero aun así seguiría preguntándome mil cosas más y estaría lejos de la verdad absoluta.

No puedo controlarlo todo.

He pensado mil veces en cuál es la respuesta a la soledad que he sentido. En el «porqué» de mi abandono, los motivos por los que buscaba siempre a los demás, en vez de buscarme a mí mismo de una vez por todas; el ansia, el ansia por saber y controlar todo aquello que soy, mi historia; querer entenderlo todo, intentar descubrir por qué un día quise morir del amor que ni yo mismo sabía darme. He aprendido que suceden dos cosas importantes. La primera, que es imposible descubrirlo todo en la vida, es imposible controlarlo todo, intentar llegar hasta el fondo de las cosas, porque a veces lo que necesitamos es transformar, cambiar y mudar la piel, borrar y seguir con nuestras vidas, aceptando el aprendizaje que hemos vivido; seguir adelante sin mirar atrás y empezar de cero con nosotros mismos. La segunda, que la perfección no existe, es mentira. Nunca conseguiremos hacerlo todo genial: ser increíbles como amigos, amantes, padres, madres, primos, personas. Cuando sabes que eres imperfecto y dejas el ego atrás, ya puedes ser la persona más afortunada del mundo, que nada importa lo suficiente. Porque no es lo mismo ser egoísta que tener claras cuáles son tus necesidades. Una persona egoísta se aúpa por encima de los demás intentando destacar, importándole cero las necesidades del otro o haciendo como que realmente le importan un poco. Una persona que tiene claras sus necesidades y pone límites tratará a los demás con el mismo respeto con el que se trata a sí mismo.

En todo este tiempo he aprendido que la vida a veces no te lo pone nada fácil, que todos tenemos vidas complicadas con problemas y dolencias de todo tipo, que no es oro todo lo que reluce y siempre hay una herida que sanar. Juzgar a los demás no es sano y nunca sabes quién está pasando por un momento delicado. He aprendido a abrazar mi vulnerabilidad y a fundirme con la cama cuando lo creo necesario, a no caer en el torbellino de pensamientos cuando tengo un mal día y gestionar la acción, salir a la calle, cuando sé que quedarme en casa es un error de los grandes. Hacer cosas para no pensar cuando sé que me comen los pensamientos y enfrentarme a los problemas con verdad, ser sincero conmigo mismo y aceptar mi parte de culpa. Pedir perdón. Entender que la cagamos y que forma parte de la vida ponerse nervioso, temblar y pedir disculpas si te has equivocado. La verdad es liberadora. También he aprendido a decir que no, no por joder al otro, sino por complacerme a mí mismo; si alguien se enfada con esa decisión, no es mi problema. A decir adiós a la gente que quise una vez, que las relaciones se transforman. A despedirme de los vínculos que no me hacen bien y reencontrarme con personas que se quedaron en el camino. La gente desaparece, pero la vida te sorprende. Y, sobre todo, a echar de mi vida a la gente que no lo merece, perdonando al otro y quedándome libre de culpa, pero expulsando todo aquello que no me hace bien. Perdona siempre por ti, no por los demás. Vivir en el remordimiento y el rencor te convierte en un infeliz, sé de lo que hablo. He aprendido que el tiempo pone todo en su lugar y ayuda a ordenar la mente, que las prisas nunca son buenas y no hay que pretender superarlo todo en una semana, que las cosas requieren mucho más tiempo del que crees y un proceso mental no es algo que se solucione progresivamente: se dan pasos hacia delante y pasos hacia atrás. Que no soy perfecto y ya no pretendo serlo. Que no puedo controlarlo todo. Que, si no me gusta mi vida, puedo cambiarla en cualquier momento, nada me lo impide. Y que el dolor no dura para siempre; duele mucho, pero termina desapareciendo. Que las pequeñas cosas son las que me hacen ser completamente feliz: un desayuno, llamar a una amiga, salir a comer, valorar que tengo trabajo, salud, que hay gente maravillosa en mi vida. Agradecer. Entender que el miedo y la ansiedad son importantes, necesarios y que me van a acompañar siempre. Que conozco a muchas personas, pero tengo cinco amigos. Que nunca voy a dejar de aprender, y que frases como «nunca va a cambiar, es así» son mentira. Que mi familia lo ha hecho lo mejor que ha podido y mi pasado es lo que soy ahora, que cuando abrazas tu historia es el mayor de los regalos. Que la vida tiene momentos de mierda, pero también momentos que son maravillosos y que, aunque a veces creas que tienes una vida horrible, créeme, no estás solo.

Un día intenté quitarme de en medio. Acto seguido pensé en mi madre y en toda la gente a la que quería, pensé en el dolor que les supondría que le pusiera fin a todo. Pensé en cómo me sentaría a mí que ellos corriesen mi misma suerte, cómo sería vivir en un mundo en el que no estuviesen, en el que lo único que guardaría como recuerdo sería una última conversación, pensaría en lo ciego que estuve sin darme cuenta de lo que estaba sucediendo delante de mí y me arrepentiría de haber llegado demasiado tarde. Me escondí, como si mi dolor fuese tan solo mío y nadie pudiera ayudarme, para guardarme todo para mí e intentar poner fin a mi sufrimiento. Es curioso. Pienso que en aquella época, si hubiese encontrado alguna alternativa diferente para poder eliminar esa sensación de vacío, no lo hubiese dudado ni un segundo. Mucha gente me ha preguntado si es un acto cobarde o valiente querer acabar con tu vida; nunca sé qué responder. Es demasiado complejo. Solo me sale decir que desde ambas posturas la situación es complicada. Cuando uno pretende irse o al menos lo piensa, el dolor es tan grande que prácticamente no siente nada. El cúmulo de dolor es tal que se abre camino la insensibilidad; dejas de sentir por completo todo lo que sucede a tu alrededor; la alegría no se convierte en pena, sino en apatía; los días dejan de ser tiempo para convertirse en una sucesión de horas sin sentido, y cada cosa que ocurre en tu vida se tiñe del mismo color; desaparecen los matices.

Yo no lo conté. Me callé.

Siempre he sido muy desapegado. Nunca he dado explicaciones a nadie de lo que hago o dejo de hacer con mi vida. En los momentos malos soy de los que se callan; desaparezco sin llamar la atención. Soy de los que cuando se la juegas desaparece. No notarás que me he ido porque me iré apagando poco a poco, pero, cuando quieras darte cuenta, ya no estaré ahí. Comunicarme me cuesta, hablar de lo que me sucede por dentro, también. En aquel momento me vi muy desbordado. Quería pensar que toda la apatía que sentía era pasajera, que un buen día haría «clic» y todo se pondría en su lugar. Pero no.

En casa nunca hemos sido de hablar las cosas. El respeto por la individualidad es algo con lo que he crecido. Es gracioso, porque en ningún momento creí conveniente expresar cómo me estaba sintiendo, incluso con mis amigos. Era como si creyera que nadie podría hacerse cargo de una situación así. Incluso expresándoselo a mis psicólogos de aquella época, sentí que su ayuda era escasa, como si nadie pudiese entender lo que me estaba sucediendo. Nadie era capaz de ocupar una tarde, un momento, de sacar tiempo para estar un día pendiente de mí. Siempre pienso que es porque yo no conté verdaderamente el calvario que estaba viviendo. Creo que cuando te ves entre la espada y la pared, callarte es la peor de las prisiones, guardarte todo eso para ti y no compartirlo cuando ves que las cosas se tuercen lo complica todo mucho más. Yo decidí encerrarme en mi habitación, seguir con mi «vida»; intenté continuar con la rutina que tenía por aquel entonces, sabiendo que había pensamientos que no me dejaban dormir por la noche. Intenté creérmelo, pero fue imposible. Sé que si hubiese ido corriendo a cualquiera de mis amigos o familia diciéndoles lo que se me estaba pasando por la cabeza, no me habrían dejado irme a mi casa. Pero ahora ya pasó. Son solo conjeturas de lo que podría haber sucedido. Eso siempre me hace pensar en la cantidad de veces que soltamos un «habérmelo dicho, hubiese estado ahí», para demostrar a la persona que tiene un problema toda nuestra atención y preocupación, y sentirnos un poco menos culpables. No sé quién hubiese estado ahí. Quiero imaginarme que las personas a las que quiero; lo creo fuertemente, lo he pensado cientos de veces. Desde entonces valoro de forma distinta el tiempo y la atención de las personas que me importan realmente. Estar para el otro es lo que mantiene viva a muchísima gente. Estar tiene múltiples significados y maneras de demostrarse.

Pide ayuda. Pide ayuda siempre que la necesites, siempre que creas que hay algo de lo que no puedas salir tú solo. Parece una obviedad, pero hasta en nuestro día a día preferimos comernos determinadas situaciones antes que molestar o «creer que molestamos» a los demás. De nada sirve callarse, de nada sirve decir que estás bien cuando no lo estás. Dejemos de contestar «bien» y de romantizar excesivamente el estar mal, hablemos con sinceridad y respondamos con franqueza a la pregunta que se nos hace todos los días: «¿Qué tal? ¿Cómo estás?». Ahí es donde empiezan las grandes cosas. Porque cuando digo la verdad y me abro al otro, inevitablemente refuerzo el vínculo y no me siento tan solo. Abrir esos espacios es lo que a veces te salva de caer en la tentación de hacer una locura. Hablarlo, contarlo todo, desahogarte: ahí está la auténtica valentía, en reconocerse débil y pedir ayuda. Jamás te resignes a pensar que no hay nadie dispuesto a ayudarte, que estás solo, que no puedes hablar con alguien, contarle tus problemas. Aunque a veces sea difícil creerlo, siempre hay motivos por los que seguir adelante. Por pequeños que sean, agárrate a ellos; aunque te digan lo contrario, aunque las voces de tu mente te digan cosas que no quieras oír. La vida tiene momentos maravillosos, personas que te quieren bien, personas dispuestas a conocerte y mil posibilidades. Eres dueño de tu vida y puedes cambiarla en cualquier momento. Aléjate siempre del sueño americano, de las expectativas. Vive tu vida siendo consciente de que no todo va a salir siempre de la mejor manera, que así es y siempre será. Entiende que así es como se reparte el juego y que precisamente en su imperfección y en la tuya es donde está la parte irónica de todo esto, porque todos estamos intentando hacerlo de la mejor manera posible, somos o hemos sido injustos, malos, buenos, estúpidos, amables, idiotas, la mejor versión de nosotros mismos, la peor, etc.

Lo que es innegable es que hay cosas por las que seguir adelante. Si no las encuentras, ellas te encontrarán a ti; tardarás más o menos. El camino a veces es complicado, pero cuando vuelvas a estar de pie, viendo que has conseguido levantarte, y mires atrás, verás que, aunque hayan sido días de mierda, todo lo que te hace mantenerte erguido es lo que merece la pena.

Yo no fui valiente. Me encerraba en la habitación y lloraba.

Mi voz se hacía pequeña mientras mi mente chillaba cosas horribles.

Alejado de los demás, la batería de mi vida, cerré la puerta y mi boca. Callé todos mis miedos, las cosas horribles que decía mi cabeza y, encerrado en mi habitación, pensé que jamás saldría de ese lugar oscuro en el que vivían todos mis fantasmas.

Creyendo que viviría consumido en mi propia mente.

Hace tres años de aquello. De cuando creí que nadie podía ayudarme. Pero siempre han estado ahí, siempre ha habido alguien a quien recurrir.

Era mi mente la que me decía lo contrario.

Hoy, hasta ir a por el pan cada mañana hace que se me salten las lágrimas de alegría.

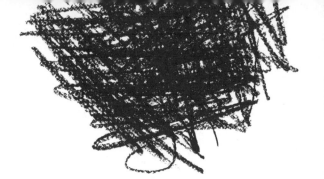

La noche de autos

—Me gustaría que hablásemos de aquella noche. ¿Estás
preparado?

Me siento en la silla sabiendo que lo que va a salir de mi boca no va
a ser fácil. Me intento poner cómodo. Suspiro mientras la miro fijamente. Le digo que sí agachando la cabeza, como si me diese vergüenza reconocerme entre mis palabras. Palabras que tendría que
encontrar, porque ya hace dos años que sucedió todo aquello.

...

Febrero.

Hacía frío. Aguanto mejor el frío que el calor. No soporto sudar a todas
horas. Es una sensación asquerosa que me hace sentirme sucio,
pegajoso.

Estoy de camino al teatro, hoy tenemos función. Llevamos mucho
tiempo, llevo mucho tiempo. No sé de dónde he sacado las fuerzas
últimamente. Todo el mundo sabe que estoy pasando una temporada
en la que no levanto cabeza. Algunas personas se me acercan y, to-
cándome el brazo, me dicen «¿Cómo estás?» con cara de pena. ¿Qué
pueden hacer? Nada.

Todo funciona como siempre. Con normalidad.

No hay peligro. No corro peligro. Me atrevería a decir que, irónicamente, hablo sobre mis sentimientos como si fuesen los de otra persona, expongo la situación patéticamente para que los demás se rían. Se sienten culpables por reírse de las desgracias de otra persona: «Iker, cómo te pasas». Yo me siento como Rigoletto, el bufón al que le persigue la desgracia. Todo por la risa. Sigo adelante arrastrando una maleta a la que se le han roto las ruedas hace tiempo. Sonrío forzado. Me da igual.

Hablamos, reímos, me fumo un cigarro mientras me tomo una caña. Error.

Hablamos sobre las cosas que han pasado en la última función. Se ha caído un tocador de la escenografía contra el suelo, me he tropezado en escena, quizá alguien se ha trabado diciendo el texto, una peluca mal puesta. Actores luchando por defender con integridad un pequeño traspié en una función que, de tantas veces que la hemos hecho, la llevamos integrada en la palma de la mano. Estoy en casa y me siento feliz, extasiado por tener al menos ese rato en el que sonrío sin pensar en nada más. Mi hogar.

Me tomo una caña más.

Dos cañas más.

Error.

El mundo comienza a darme vueltas. Se me van calentando las orejas y el pecho se convierte en una pequeña estufa debajo del plumas que llevo. Me río. Me lo estoy pasando genial. Estamos todos sentados en una mesa grande y larga que se ha formado uniendo casi todas las mesas de la terraza. No me quiero ir a casa. Desde aquí puedo oír cómo me llaman. Quieren que vuelva a casa. Quieren llevarme de nuevo a ese lugar tan horrible en el que me han encerrado las últimas semanas. Y no quiero. Me niego. Les reto en la distancia mientras bebo otra copa y ofrezco un trago a las personas que me acompañan en la mesa.

Entre risas, la oscuridad se abre paso.

—*Me tengo que ir* —*me dice alguien.*

—*Nos vemos mañana* —*me dice otro.*

La mesa se vacía poco a poco y, negando la evidencia, ofrezco otra ronda. Todo el mundo se ha ido. Solo.

Bajo la calle haciendo como si nada, poniendo el piloto automático a mi cuerpo mientras busco con la mirada un plan al que agarrarme, venderme al mejor postor para no volver a casa. Me están mirando, sé que me miran desde arriba. Desde la habitación. Me observan cantando mientras saben que tarde o temprano acabaré volviendo, esperando la oportunidad para atraparme. No tengo escapatoria, pero lo intento. Llamo a un par de amigos para tratar de no pensar en ello, buscando que alguien me salve; quiero correr. Nadie me coge el teléfono. Mi cuerpo sigue caminando porque ya se sabe el camino. Voy directo al autobús.

N3. Siempre lo recuerdo porque es el único que me lleva a mi casa. Es el que más tarda en llegar: cuarenta y cinco minutos de espera que me permiten buscar otras alternativas para evitar volver a casa, pero nadie coge el teléfono. Un amigo me contesta diciéndome: «Me acabo de meter en la cama». Subo al autobús queriendo que me trague la tierra. Me pongo la capucha y empiezo a llorar; tiemblo y lloro a

partes iguales. Mi mente se convierte en un recipiente oscuro en el que ya no se escucha absolutamente nada, un vacío horrible que me llama. No me puedo sentir más desgraciado. Escucho cómo suenan los tambores mientras el vehículo se va acercando a mi casa. Cada vez más cerca. El sonido es completamente ensordecedor. Ellos saben que estoy al caer.

Bajo del autobús.

Me quito la capucha y siento los labios hinchados después de llorar durante más de media hora de trayecto. Intento parar, pero no puedo. Bajo la calle de mi casa mientras dejo ir algún que otro «uh, uh» porque no puedo respirar prácticamente. Los miro desde abajo, ahí están. Asomados a la ventana sin decir absolutamente nada. Me paro frente al portal, saco las llaves. El ascensor llega y me encierro dentro sabiendo que estoy a punto de firmar mi sentencia de muerte.

Me quiero morir. Quiero dejar de sufrir.
Necesito que alguien me salve. Por favor. Ayuda.
Ayudadme.

Pienso que mi compañera de piso estará en casa. Quiero despertarla y que me ayude porque tengo miedo. Voy a hacer una locura. Ellos me llaman. Quieren hacerme daño. Tengo miedo.

Abro la puerta y la llave da dos vueltas. No hay nadie en casa.

Lloro como si me fuese la vida en ello. Me va la vida en ello. Creo que es la última vez que lloraré así. Entro y cierro la puerta como puedo. Me giro y veo que la puerta de la habitación está cerrada, la abro de un tirón y dejo que mi cuerpo caiga encima del colchón que tantas veces me ha visto llorar, pero no de esa manera. A oscuras y con la luz del pasillo encendida, veo que no estoy solo en la habitación. Ellos me agarran. Quieren que acabe con todo. Tengo miedo porque estoy completamente desatado, ido, roto, partido en dos.

Saco energía de donde puedo y recuerdo que, de pequeño, cuando tenía miedo, si la luz del baño no podía estar encendida toda la noche, siempre encendía una vela. Me quito la ropa. Necesito desembarazarme del lastre y sentirme ligero, hasta la ropa me pesa demasiado. Saco unas cerillas del mueble que hay justo debajo de la ventana. Enciendo la vela. Abro la persiana y la ventana después, de par en par.

Corro hacia la cama mientras lloro e intento respirar. Cierro la puerta de la habitación.

Me tiro en plancha encima del colchón. Cierro los ojos.

Tumbado en la cama, mirando hacia la ventana abierta, solo escucho el sonido del viento moviendo el árbol que tengo justo delante.

Abro los ojos y veo la respuesta a todos mis males.

Voy a hacerlo. No puedo seguir así. Tengo que acabar con todo.

Sin pensármelo dos veces, temblando de dolor y con los ojos llenos de lágrimas, me levanto de la cama. Miro hacia la ventana y me pongo justo delante.

Mira hacia atrás.

Siento que ese espacio me dice adiós. Todo se está despidiendo de mí poco a poco. Mis cosas.

Mi ropa.

Mis libros.

Las fotos que cuelgan de la pared, en las que aparecen mis amigos, mi familia, mi hermana, mi padre.

Mi madre.

Pensé en mi madre.

No puedo hacerle esto. No tengo ningún derecho. No puedo condenarla.

...

Cierro la ventana de golpe. Me hago una bola en el suelo.

Aquella noche lloré tanto que inundé la casa. Lloré hasta quedarme seco. Ya no había nada más por lo que seguir así. Toqué el fondo de la piscina e intenté darme impulso para ir hacia arriba. Como si de una carrera se tratase. El fondo daba demasiado miedo. Insostenible.

Me había salvado. Ya no corría peligro. Y me agarré a esa imagen con todas mis fuerzas. Me agarré a los brazos de mi madre que me esperaban abiertos. Dándole la mano a esa imagen, me di cuenta de que nunca había estado solo. Siempre hay alguien por quien merece la pena seguir.

Siempre.

Después de aquello, pocas cosas me dan miedo. La muerte siempre es la última pantalla. El amor me había salvado sin darme cuenta, todavía.

Lloré.

Seguí llorando toda la noche.

Salpiqué todos los rincones de la casa. Y aquella noche los fantasmas desaparecieron para siempre, dejando tras de sí una sensación un tanto extraña, una herida que tardaría algún tiempo en sanar todavía, pero, sin duda, la que más cosas me había enseñado sobre mí mismo. Aprendí que lo más importante en esta vida es el amor. En todas sus formas. Que abrazarte a ti mismo es un don maravilloso que se aprende con el tiempo. Que debes cuidar siempre del niño que fuiste para que se sienta orgulloso del adulto que eres hoy. Que el tiempo lo cura todo si crees en él y que siempre hay alguien dispuesto a ayudar en los peores momentos. Agárrate a ello con uñas y dientes, date tiempo. Pide ayuda y no tengas miedo ni vergüenza. Lo que realmente da vergüenza no es pedir ayuda cuando más la necesitas, sino dar la espalda a quien crees que la necesita de verdad.

Lloré mucho aquella noche de febrero. Tanto como pude. Inundé la habitación.

Y aprendí que los fantasmas no saben nadar.

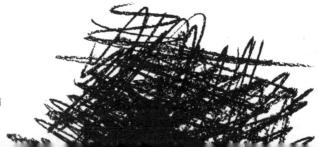

Pobrecito de mí

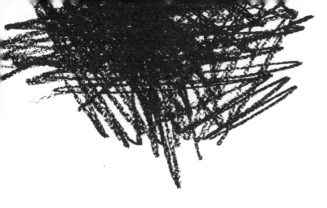

El día que hablemos más sobre aquello que nos aterra

Mi psicóloga me mira, noto sus ojos clavados en mí. La miro sin saber qué decir.

—*¿Qué te llevas de todo esto? ¿Con qué te quedas?*

Silencio. Trago saliva.

...

Esto no es un final, no es más que el principio. El inicio de un nuevo ciclo, un nuevo capítulo de mi vida en el que recojo todo aquello que he ido aprendiendo a lo largo de los años. Pienso constantemente en lo que hubiese sucedido si hubiera tomado la decisión equivocada, si finalmente los fantasmas de cara blanca me hubiesen arrastrado con ellos a las profundidades de la tierra, si hubiera dejado que todo aquello que me hundía tuviese más importancia que las ganas de salir de ahí. Siempre son las ganas, siempre hay algo que, aunque no lo creamos, nos hace salir a flote.

Antes de escribir esta historia, se lo expliqué a todos mis seres queridos, a las personas que han estado ahí a lo largo de mi vida. No podía dejar de consolarlos, como si no fuese para tanto que un día decidiera hacer caso a las voces de mi cabeza. Me invadió la pena. Veía sus rostros llenos de lágrimas mientras me abrazaban y me preguntaban por qué había pensado eso, como si no pudiesen llegar a imaginarse lo que habría sido su vida si hubiera yo sucumbido a la voluntad de mi mente destrozada; con la impotencia de saber que quizá se podría haber solucionado, evitado. Fue muy doloroso, pero también liberador. Con el tiempo vi que, a pesar de que en aquella época no era capaz de valerme por mí mismo, aun así, lo intentaba con todas mis fuerzas.

En España se suicidan once personas al día aproximadamente. No hablar de ello es un error. Es un error evitar poner encima de la mesa algo tan grave que se cobra la vida de tanta gente, que arrastra a tus seres queridos, que siguen con sus vidas adelante como pueden, destrozados y sin llegar a entender qué fue lo que pasó por la cabeza de la otra persona al tomar la decisión. Hablar y contarlo es una primera alternativa para dejar de ver el suicidio como un tema tabú y convertirlo en algo real, hechos que suceden y que no son casos aislados. La salud mental existe, los problemas de salud mental son problemas reales y tangibles que afectan a la vida de millones de personas en el mundo. Cuando alguien se rompe una pierna, no puede trabajar y llevar una vida normal. Cuando alguien padece ansiedad, depresión, ataques de pánico, trastornos de conducta, TOC, etc., tampoco. Dejemos de pensar que porque no veamos algo no existe, dejemos de juzgar y de quitar hierro al asunto creyendo que la persona que padece un trastorno mental ha decidido estar así, que solo debe hacer lo que conocemos como «cambio de chip». Es un error. Es un error creer que hay personas que escogen padecer estos trastornos, que solo existe la alternativa de la valentía y la capacidad, que la vida solo la merecen las personas fuertes que no tienen momentos de flaqueza, como si de instinto de supervivencia se tratase.

Vivimos en un mundo cada vez más egoísta, donde prima el ego y el poder por encima de todo. Pero eso no nos impide dar amor a los demás, cuidar de aquello que realmente nos importa. El amor es la energía que, por más que a veces no nos lo creamos, mueve el mundo. No somos nada sin los demás, sin aquellas personas que hacen que este viaje loco merezca la pena. El amor mueve montañas y nos hace sentirnos libres, emocionarnos, despertarnos cada mañana con un propósito. Eso es lo único que debería importarnos. Y nunca es tarde, nunca es tarde para valorar todo aquello que tenemos y para compararlo con las épocas de mierda cuando nos viene una de felicidad, para darnos cuenta de que todo es cíclico y que la felicidad es algo tan volátil que, cuando queremos darnos cuenta, ya ha desaparecido.

No quiero soltar la típica frase pastel y hacerte creer que la vida es increíble. Pero todos tenemos un motivo por el que despertarnos cada mañana. Cuando no lo encuentres, piensa que quizá la vida te está pidiendo que aprendas de lo que te está sucediendo; quizá, como en mi caso, que levantes toda la corteza de tu vida y detectes en qué parte del camino te dejaste atrás. Puede que así aprendas cosas interesantes de la persona que eres en este preciso momento. Las palabras de los demás, incluso estas que escribo ahora mismo en un ordenador, son sanadoras. Nos encanta que alguien nos diga las cosas buenas y nos ayude a valorar lo que tenemos, pero es nuestra responsabilidad intentar salir del paso, aprender de la experiencia y no conformarnos con aquello que sentimos, con lo que nos dice nuestra mente. Somos más que la voz de nuestra cabeza, somos más que las acciones que realizamos para no pensar. Somos un equilibrio perfecto entre acción y reacción, solo que a veces la balanza está tan descompensada que o nos encerramos en nuestro pensamiento, o en una rutina que nos aleja de darles vueltas a las cosas.

Querido lector, te animo a seguir adelante. A que vivas tu vida agradeciendo todas las cosas buenas que tienes, aunque ahora mismo

222

sean pocas y haya momentos de mierda en los que no ves la luz al final del túnel. Aunque no lo creas no estás solo, hay personas dispuestas a ayudar siempre, todos conocemos alguna. Haz lo posible por que el miedo no te paralice para poder mirarlo cara a cara y entender que tanto él como la ansiedad son necesarias, y tan naturales como la vida misma. Y di que no cuando no te apetezca algo, deja claros tus límites para que los demás también los conozcan. No es ser mala gente, es ser muy buena persona, sobre todo con uno mismo. Porque tú eres lo más importante y te mereces todo lo bueno que pueda pasarte. Cólmate de caprichos siempre que puedas y cuida de la gente que cuida de ti. Despídete de aquellos que te quieren mal y acepta tus errores, porque en ellos vives y vivirás siempre, porque eres un ser imperfecto que no necesita nada más que el afecto de las personas que te han ganado a pulso, aquellas que sacan cinco minutos de donde sea en un día de mierda.

Agradezco a todas y cada una de las personas que han estado y están ahí.

A mis maestros, aquellas personas que me enseñaron, algunas desde el dolor más profundo y otras desde el corazón. *Qui fa el que pot no està obligat a més.* Acepto y perdono a partes iguales. Vacío la mochila que un día pesó tanto.

Ojalá el mundo fuese un lugar menos cruel. Ojalá supiésemos vernos con los ojos de la persona que más nos ha querido. Nos diría que somos maravillosos y que todo pasa.

Mi familia, mis amigos, mi hogar: las flores más bonitas del mundo.

Me levanto agradecido todas las mañanas, observando mi ridícula vida imperfecta.

Pobrecito de mí

He transformado todo aquello que no me hacía feliz, he cambiado, he empezado de cero.

El pasado está lejos. Los recuerdos borrosos desaparecen de mi cuerpo. Los buenos se abren camino y se instalan, quedándose para siempre.

Pienso en mi familia, los brazos de mi madre.

Quiero correr y darle el abrazo más largo del mundo.

¿Cómo pude abandonarme tanto?

Miro al pasado y me río del presente. Quién me ha visto y quién me ve.

En el fondo sabía que tarde o temprano acabaría saliendo a flote, por todos ellos, por mí. Y porque Zaida tenía razón desde el principio.

Todos los tontos tienen suerte.

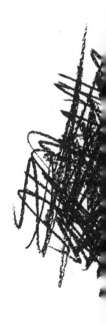

Adulto